先輩ナースが後輩指導で

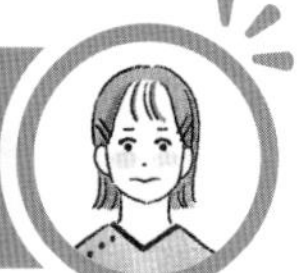

「悩みがちなこと」47

編著
NTT東日本関東病院
看護部

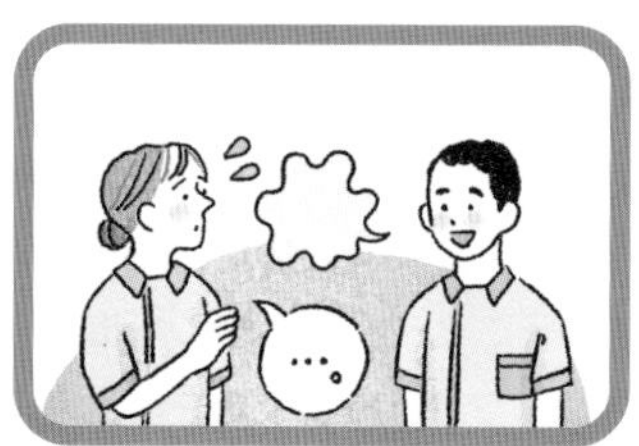

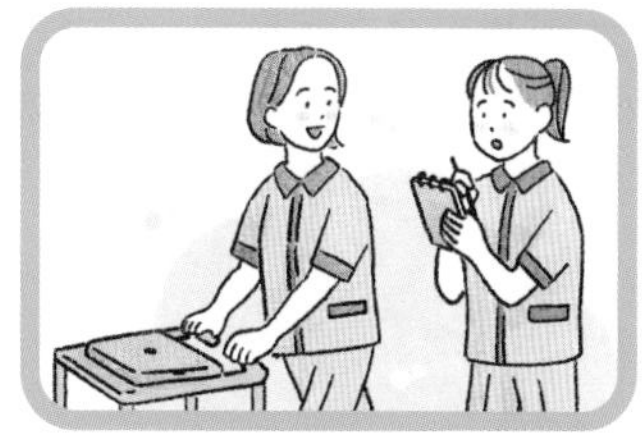

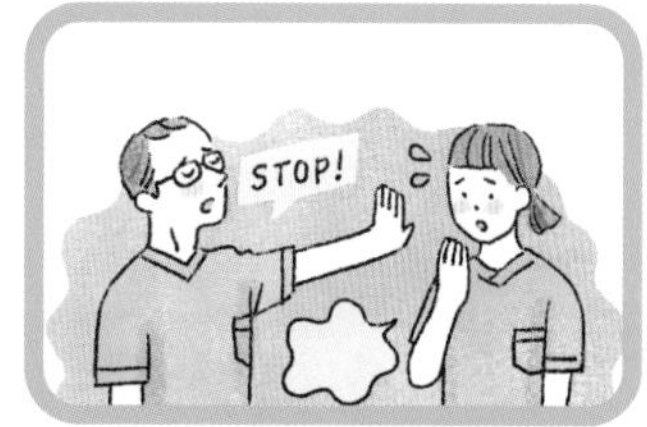

照林社

本書を手に取ってくださった みなさんへ

先輩ナースのみなさん、本書を手に取ってくださり、ありがとうございます。

2021年に、新人ナースのみなさんに向けた書籍『1年目ナースが先輩から「よく聞かれること」108』を刊行したところ、たくさんの反響をいただきました。そのなかには、教える立場の先輩ナースのみなさんからの、“実は、教えているなかで、正しいのか不安に思うこともある…”“指導する先輩ナースの悩みを解決するヒントがほしい…”という切実な悩みも多く含まれていました。

本書は、そのような悩みをかかえるみなさんの力になれることを願ってまとめられた1冊です。

新人ナースとして入職し、1年たてば、そこからはもう先輩ナースです。

働く年数が長くなるごとに、後輩の数もどんどん多くなってきます。日々の後輩指導から、部署のなかで教育担当者として教育プランを立てて実践する役割まで、立場によってさまざまではありますが、先輩になった以上、後輩指導を避けては通れません。“後輩ができてうれしい！” と思う半面、教えられる立場から、教える役割を担う機会が増えてくることで、別の悩みも出てきます。

若手のときは、自分自身の役割を一生懸命果たしていくことが成果につながりますが、後輩ができてからは「後輩が成長したかどうか」という点も先輩の役割として加わります。「自分が頑張っていれば結果がついてくる」というわけにはいかないのが、後輩指導の難しいところです。

後輩育成をうまく行うために必要とされるのが、コミュニケーションスキルと教えるスキルです。

特に昨今のコロナ禍で、病院内でも「休憩は横並び、会話も控えるように」などと制限が設けられ、対面でのコミュニケーションがとりづらい状況になりました。

“後輩とは、まず信頼関係を結びたい。そのためには普段からのコミュニケーションが大切なのはわかっているけれど、仕事中以外に話をする機会が格段に減っている…” 先輩ナースのみなさんは、そんな状況でコミュニケーションをとることの困難さを日々、感じていることでしょう。

仕事中に指導していて“強く言い過ぎたな…”と感じたとき、これまでのように日常会話のなかでフォローできずにモヤモヤすることや、言いたいことをはっきり言えずにモヤモヤを抱えたままになっていることもあるでしょう。

本書は、先輩ナースのみなさんのために、日ごろ臨床現場で、後輩指導に関して「悩みがちなこと」47項目を選定しています。

部署の看護主任や教育担当者、院内全体の教育支援を行う部門で日々後輩指導に携わっている先輩ナースたちが、それぞれの視点から、後輩指導で迷う場面・困る場面を具体的に挙げ、解決のヒントを解説しています。

先輩ナースのみなさんの「指導する側のつらさ」を少しでもやわらげ、日々の悩みを少しでも解決できるよう、本書がお役に立てれば幸いです。

2023年５月

編著者を代表して
吉川　聖

本書の特徴

●本書で取りあげた「先輩の悩み」は、実際に後輩指導を行う先輩ナースから、日々の悩みや困りごとを集め、 そのなかから、特に「よくある悩み」「よく指導者から相談される悩み」を厳選しています。

●先輩ナースが悩んでいる場面で、後輩ナースはどんなことを感じているのか、代表的な例もまとめています。互いの思いの齟齬を知ることで、どんなことに注意すればよいのか、ヒントをつかむことができるでしょう。

●あわせておさえておきたい知識や理論についても、ポイントだけを簡潔にまとめましたので、参考にしてください。

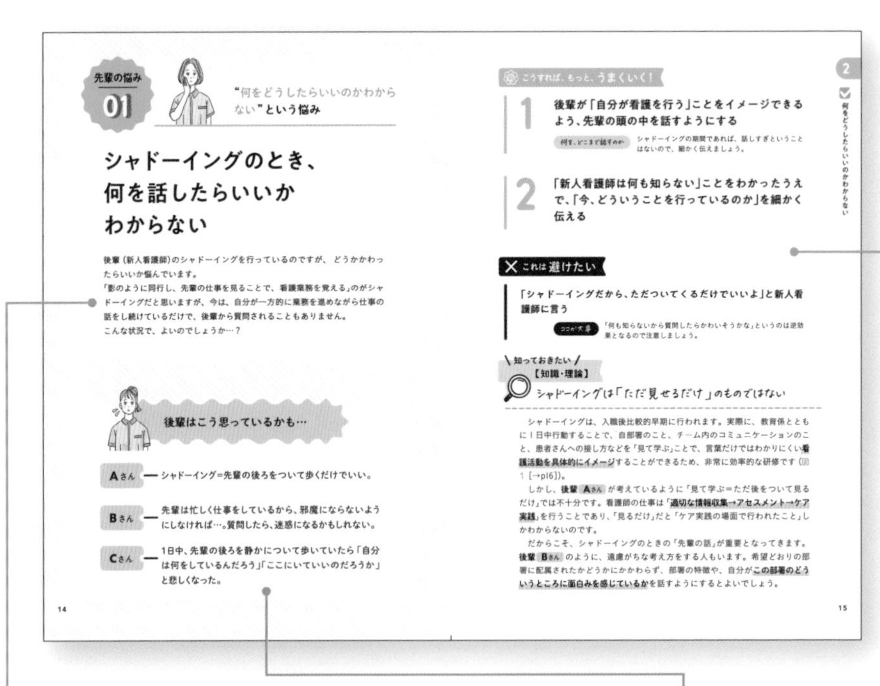

先輩の悩み 01

“何をどうしたらいいのかわからない”という悩み

シャドーイングのとき、何を話したらいいかわからない

後輩（新人看護師）のシャドーイングを行っているのですが、どうかかわったらいいか悩んでいます。
「影のように同行し、先輩の仕事を見ることで、看護業務を覚える」のがシャドーイングだと思いますが、今は、自分が一方的に業務を進めながら仕事の話をし続けているだけで、後輩から質問されることもありません。
こんな状況で、よいのでしょうか…？

後輩はこう思っているかも…

Aさん ― シャドーイング＝先輩の後ろをついて歩くだけでいい。

Bさん ― 先輩は忙しく仕事をしているから、邪魔にならないようにしなければ…。質問したら、迷惑になるかもしれない。

Cさん ― 1日中、先輩の後ろを静かについて歩いていたら「自分は何をしているんだろう」「ここにいていいのだろうか」と悲しくなった。

14

こうすれば、もっと、うまくいく！

1 後輩が「自分が看護を行う」ことをイメージできるよう、先輩の頭の中を話すようにする

何を、どこまで話すのか　シャドーイングの期間であれば、話しすぎということはないので、細かく伝えましょう。

2 「新人看護師は何も知らない」ことをわかったうえで、「今、どういうことを行っているのか」を細かく伝える

これは避けたい

「シャドーイングだから、ただついてくるだけでいいよ」と新人看護師に言う

ココが大事　「何も知らないから質問したらかわいそうかな」というのは逆効果となるので注意しましょう。

知っておきたい【知識・理論】

シャドーイングは「ただ見せるだけ」のものではない

シャドーイングは、入職後比較的早期に行われます。実際に、教育係とともに1日中行動することで、自部署のこと、チーム内のコミュニケーションのこと、患者さんへの接し方などを「見て学ぶ」ことで、言葉だけではわかりにくい**看護活動を具体的にイメージ**することができるため、非常に効率的な研修です（図1［→p16］）。

しかし、後輩 Aさん が考えているように「見て学ぶ＝ただ後をついて見るだけ」では不十分です。看護師の仕事は「**適切な情報収集→アセスメント→ケア実践**」を行うことであり、「見るだけ」だと「ケア実践の場面で行われたこと」しかわからないのです。

だからこそ、シャドーイングのときの「先輩の話」が重要となってきます。後輩 Bさん のように、遠慮がちな考え方をする人もいます。希望どおりの部署に配属されたかどうかにかかわらず、部署の特徴や、自分が**この部署のどういうところに面白みを感じているか**を話すようにするとよいでしょう。

15

2 何をどうしたらいいのかわからない

その悩みには、どのような背景があるのか、具体例をまとめました

後輩ナースが「そのような場面で、どんなことを感じていたか」の代表例をまとめました

図1 シャドーイングの流れ

1 実際に見せる

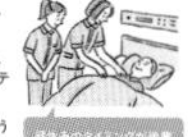

- 自分が「どのような順序で、どのように優先順位をつけ、どのようにケア・処置を実施しているのか」を見せる
- 朝の情報収集についても、シャドーイングのみであれば、見ていてもらう。少人数の受け持ちが始まる前に、カルテの見方・どこから情報をとるべきかを指導する
- 患者さんの体をおさえるなどケアの一部に参加してもらうようにすると、教育係の声かけなども含めた体験となり、「処置ではなくケア」としてとらえられるようになる

2 ポイントを説明する

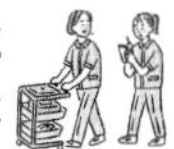

- 「患者さんと接するときのポイント」「○○の処置をするときのポイント」など、重要なこと(事故につながる危険性があること)や、見落としがちなことを説明する
- 夕方の振り返りのときにまとめて説明するのではなく、その場で(難しければ、1つのケア・処置が終わったタイミングで)説明するほうがよい
- 「優先順位のつけかたがわからない…」と悩む人も多い。自分が「何をどう見て、どう判断した結果、そういう動きになったのか」を説明する

3 フィードバック

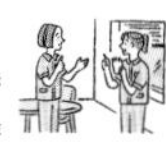

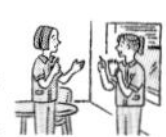

- 後輩がとった行動のよいところ、よくないところを伝える
- 「よくないところ」ばかり伝えず、「よいところ」をあわせて伝えるようにすると、後輩が自己否定に陥らずにすむ
- 次の機会にシャドーイング以上のことを求められる可能性があるので、次を期待する声かけをするとよい

「言葉による意味づけ」を意識すると、話すべきことが見えてくる

シャドーイングの効果を最大限に高めるための必要条件を表1に示します。

最も大切なのは、**目的(ゴール)を明確にすること**です。**後輩 Cさん** のように、シャドーイングの目的がよくわかっていない人もいます。だからこそ教育係自身が「何のためにシャドーイングを行っているのか」を正しく理解することが重要です。目的がはっきりすれば、どのようにかかわればいいのか、何を話せばいいのか、が見えてきます。

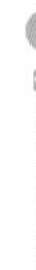

表1 効率的にシャドーイングを進めるための必要条件

❶ 本人にとってのシャドーイングのゴールを明確にする

❷ ゴール達成に向けたシャドーイングにおけるガイダンス内容と実施方法を検討する

❸ シャドーイングにおける記録の内容の精選を行う

❹ 本人が主体的に学ぶ意識づけとともに、明確な目的・目標をもって臨ませる

❺ 先輩と連携を図り、学習環境の整備を行う

❻ シャドーイング後には本人が素直な気持ちを表出できる振り返りの場を設ける

堀香純、柴田恵美、田山友子：基礎看護学実習Ⅰでのシャドウイングによる看護学生の学びの効果．東京医科大学看護専門学校紀要 2013；23(1)：36．より一部改変のうえ転載

後輩は「何がわからないのか、わからない」こともある

ときどき「"わからないことがあったら質問して"と伝えたのに、何も言ってこない。それなのに、いざ質問してみたら、何も理解していない…」と悩んでいる教育係がいます。わからないことを解決しないままケアや処置を実施するのは危険ですし、ポイントをおさえた指導を行いたい、という教育係の気持ちは、よくわかります。でも、ちょっと待ってください。

後輩、特に新人看護師は、慣れない環境・よく知らない先輩のもとで、働きはじめたばかりです。緊張や不安もあるなかで、**「自分から質問する」気持ちの余裕がない**のかもしれません。はじめて臨床での看護業務をみて**「何もかも、すべてがわからない…」と感じている**可能性もあります。

なるべく、先輩側から話しかけるように心がけたほうが、信頼関係の構築がスムーズに進むことでしょう。

エキスパートのアドバイス

口頭での助言、対話による意味づけが、後輩の成長を促します。

あまり気負わず、自分が新人だったころを思い出しながら、日々どんなことに気をつけているか、何に注意すべきか、どんな看護を大切にしているか説明してみましょう。

(梅田佳帆)

参考文献
1)西田朋子：新人看護師の成長を支援するOJT．医学書院，東京，2016：93-100．

日々の実践のうえで「ここだけは注意したいこと」のポイントを抜粋しました

あわせておさえておきたい知識や理論もまとめています

- 本書で紹介している内容は、各執筆者が、臨床での実践に基づいて展開しています。後輩指導を行う際に普遍的なものとなるよう努力しておりますが、万一、本書の記載内容によって不測の事故等が起こった場合、著者、編者、出版社はその責を負いかねますことをご了承ください。
- 本書に記載している事例は、執筆者が実践に基づいて作成したあくまで一例です。

先輩ナースが後輩指導で
「悩みがちなこと」47 》目次

PART1 後輩指導を行う前に 吉川 聖

そもそも「教える」って、どういうこと？……2
おさえておきたい「心がまえ」……7

PART2 後輩指導の「こんなとき、どうする？」

後輩ナースの成長カレンダー……12

“何をどうしたらいいのかわからない”という悩み 梅田佳帆

01 シャドーイングのとき、何を話したらいいかわからない……14
02 態度が悪い後輩を、どう指導したらいいかわからない……18
03 どこまで負荷をかけていいのかわからない……24
04 年上の後輩を、どう指導すればいいのかわからない……28
05 後輩の「なりたい看護師像」がわからない……32

“コミュニケーションをどうとれば…”という悩み 梅田佳帆

06 「怒ってはいけない」と言われると、どう注意すればいいのかわからない……36

07 「ほめて伸ばす」と言われても、どうほめればいいのかわからない……40

08 雑談に加わろうとしない後輩に、どう接すればいいかわからない……44

09 指導中に泣かれると、どうしたらいいかわからない……48

10 元気のない後輩に声をかけても、「大丈夫です」としか言わない……52

"モチベーションが低い気が…"という悩み

岸田英莉

11 同じことを何度も説明しているが、一向に改善されない……56

12 ステップアップする時期なのに「自分にはできない」と言う……62

13 失敗したくないのはわかるけれど、もうちょっと積極的になってほしい……66

14 言われたことしか、やろうとしない……70

15 「自信がない」「私は先輩みたいにはなれない」などと、ネガティブなことばかり言う……74

16 「自分が嫌だったことはしない」という指導では、後輩が成長できない気がする……78

17 ケアの内容より業務効率を優先するのが気になる……82

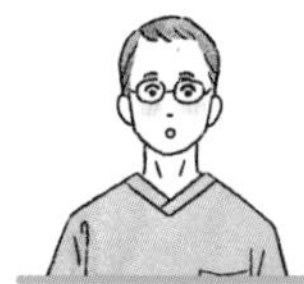

“報・連・相”に関する悩み

岸田英莉

18 入職して半年経つのに、なんでもかんでも聞いてくる …… 86

19 時間どおりにできないときは報告するよう伝えているのに、いつも報告してこない …… 89

20 あわただしいときに限って「それ、今じゃなくていいよね？」という報告をされる …… 94

“勉強してほしいけれど…”という悩み

田口智恵子

21 かつての自分と比べて、勉強していないように思える …… 98

22 宿題すら十分にやってこないので、患者さんを担当させられない …… 101

23 後輩が「勉強しているか」を、どう判断したらよいかわからない …… 104

24 1週間前に「予習しておいて」と伝えたことを、実施直前まで確認しない …… 107

25 「宿題を出さない」方針では、後輩が成長できない気がする …… 110

26 年々、新人に求めるレベルが低くなっているから、アセスメント力が伸びないのでは… …… 114

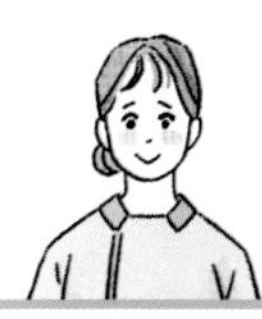

“質問されるのが嫌だと言われても…”という悩み

田口智恵子

27 「根拠は？」「なぜ？」と聞くとすごく嫌そうな顔をする …… 118

28 失敗したとき「何がわからなかった？」と聞いたのに、返事もしない …… 122

29 「自分の考える看護（看護観）」について質問しても答えてくれない …… 127

30 患者さん対応で困っていたので「一緒に取り組んでみよう」と言ったのに、浮かない顔をしている …… 130

“私の教え方が悪いの？”という悩み

常世田有沙

31 指導を担当している後輩が思ったように育たず、責任を感じる …… 134

32 フォローのために付き添っていると、後輩の動きがぎこちなくなる …… 138

33 ワークライフバランスも大事だけれど、情報収集の時間が足りていない気がする …… 141

34 優先順位をうまくつけられていないので、見ていてヒヤヒヤしてしまう …… 144

35 成長がゆっくりな後輩でも、あきらめずに指導すれば、
いつか自立できる？ …… 148

36 指導している「自分の悩み」を相談できる人がいない …… 152

“失敗・インシデント”
に関する悩み 常世田有沙

37 インシデントを起こした後輩への対応、
問題なかっただろうか… …… 156

38 失敗した手技の振り返りをするとき、
後輩が必要以上に悲観的で心配になる …… 160

39 患者さんからのクレームを、
どう伝えたらいいかわからない …… 164

40 インシデント分析を全体（多職種を含む）で行ったら、
後輩が萎縮してしまった …… 168

“自分がいないときの対応”
に関する悩み 村垣なつみ

41 自分の指導方法が偏っているのではないか
と不安になる …… 172

42 まだ難しいと思うのに、なんでも「1人で
できます！」とやろうとして失敗する …… 176

43 自分が教えたやり方ではなく、「他の先輩の
やり方」で実践されると微妙な気分になる …… 180

44 教育係以外の先輩が、後輩育成に非協力的で、困る …… 184

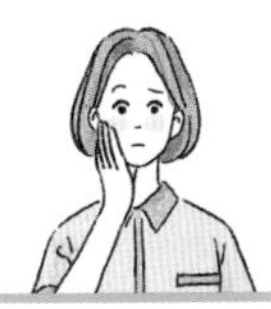

“後輩のメンタル”に関する悩み　村垣なつみ

45　後輩が病休に入ったのは「自分の指導が悪かったせい」だと思ってしまう …… 189

45　急に後輩が休むと「もう来なくなってしまうのでは…」と心配になる …… 194

47　病休から復帰する後輩に、どのように対応すればよいのか悩む …… 198

PART3　後輩指導に役立つあれこれ　吉川　聖

労務管理の基礎知識
：働くためのノウハウ …… 204

健康管理の基礎知識
：看護師だからこそ重視したい …… 208

メンタルヘルスの基礎知識
：ストレスサインを見逃さない …… 211

その他おさえておきたいこと
：個人情報の保護・プライバシーへの配慮 …… 216

気を付けたい！　後輩指導で「やってはいけない」こと …… 218

索引 …… 223

装丁・本文デザイン：田山円佳（スタジオダンク）
装丁・本文イラスト：德丸ゆう
DTP 制作：明昌堂

■編著

NTT東日本 関東病院 看護部

■執筆（五十音順）

梅田佳帆　NTT東日本 関東病院
6A病棟（脳血管内科、脳神経内科、ガンマナイフセンター、総合診療科）看護師

岸田英莉　NTT東日本 関東病院
9B病棟（呼吸器内科・外科、ペインクリニック）看護師

田口智恵子　NTT東日本 関東病院
8B病棟（外科、消化管内科、乳腺外科、婦人科）看護師長

常世田有沙　NTT東日本 関東病院 看護部
8B病棟（外科、消化管内科、乳腺外科、婦人科）看護師

村垣なつみ　NTT東日本 関東病院
看護部 教育支援開発部門

吉川　聖　NTT東日本 関東病院
看護部 副看護部長

（2023年5月現在）

PART 1

後輩指導を行う前に

プリセプターや教育係など
「指導する立場」になると、
どうしても「スキル＝技術」ばかりに
着目してしまいがちです。
コーチングスキル、
コミュニケーションスキルなど、
こんなにたくさんの技術が必要なのか…と
落ち込んでしまうかもしれません。
技術的なことも大切ですが、
もっとも大切なのは、指導する側の「心がまえ」と
「価値観」です。
ここでは、まずおさえたい心がまえを
簡単にまとめます。

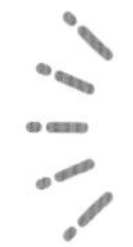

そもそも「教える」って、どういうこと？

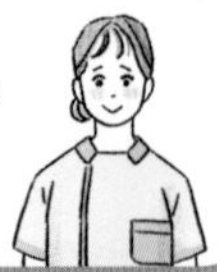

》「教える＝一方的に伝える」ではない

突然ですが、みなさんは「教える」とはどういう意味だと思いますか？『広辞苑』には

教える
❶ 注意を与えて導く。さとす。戒める。
❷ 知っていることを告げ示す。
❸ 学問や技芸などを身につけるように導く。

と書かれています。つまり、臨床で「教える」ということは、**相手に技術や知識を伝える**という側面をもっているのです。みなさんが後輩指導を行う際、基本的看護技術の型や記録の書き方、コミュニケーションの方法など、病棟で行うありとあらゆることを伝えていることでしょう。

では「伝える」とは、どういう意味をもつのでしょうか？ 前出の『広辞苑』には、以下のように書かれています。

伝える
❶ つたわらせる。
❷ 受け継がれて来る。ものをうけとめる。

「伝える」は「教える」の一部であり、成長に導くためには単に伝えるだけでは十分ではありません。一方通行で相手に「伝える」のではなく、相手のためになることを伝え、成長に導くことが「教える」という行為なのです。

相手の能力やキャラクターを理解し、相手に合わせて伝えることで、相手の学びとなることが重要です。

ワンポイントアドバイス

後輩指導に限らず、会話している相手に「この前も、同じことを言ったのに！」と感じる場面はたくさんあると思います。でも、この言葉は、絶対言ってはいけません。

自分が伝えた場面を振り返ってみましょう。十分に説明できていましたか？ 相手はしっかり聞ける状況でしたか？ 気になる点を次に活かしてください。

》》「後輩指導の悩み＝人間関係の悩み」ともいえる

後輩指導を行うときに、なぜ、悩む人が多いのでしょうか？

- **そもそも接し方がわからない。**
- **指導の仕方がわからない。**
- **思ったように成長してくれない。**
- **後輩の考えていることがわからない。**

など、悩みの理由はさまざまです。それは、先輩（教える人）と後輩（教えられる人）の、人間関係そのものだからではないか、と思います。

「後輩の思い」と「先輩の思い」は、なぜすれ違うのか

後輩は、先輩にさまざまなイメージを抱いています。そのイメージは、先輩自身の態度や行動によって、ポジティブにもネガティブにも変化します。

先輩は、後輩に**「こうあってほしい！」という期待**を抱いています。後輩自身も「先輩の期待どおりの後輩でありたい！」と思っているかもしれません。しかし、先輩の期待どおりの後輩になることは、意外にハードルが高いのです（図1）。

図1 先輩と後輩の「思い」の違い

先輩の思い（期待する後輩の姿）

- わからないことはわからないと素直に言ってほしい
- 自ら積極的に学ぶ姿勢をもってほしい
- 社会人としての基本的なルールやマナーを守ってほしい
- へこたれずチャレンジしてほしい

後輩の思い（先輩像）

- 尊敬
- 仕事ができる
- 憧れ
- 信頼
- 緊張
- 恐怖
- 近寄りがたい

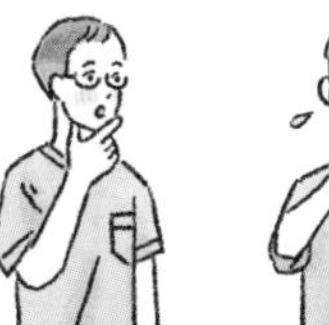
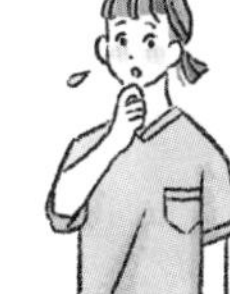

慣れない環境で、はじめてのことを経験する後輩、特に新人看護師にとって、「できない」「わからない」と素直に伝えるのは難しいものです。後輩にとっては、**どんな**

先輩も「緊張する存在」であることに変わりはないからです。

そこで、最近、注目されているのが心理的安全性です。

「心理的安全性」が、成長できるチームを生む！

心理的安全性は、チームのなかで、**対人関係におけるリスクをとっても大丈夫**だ、というチームメンバーに共有される信念のことです。

単に仲がいいだけのチームではなく、めざす成果やゴールのために、必要なことを言い合えることが重要です。いくら仲がよくても、相手に気をつかい、相手に正しくない言動があった際に言えなくなってしまっては、まったく意味がありません。

心理的安全性をつくる４つの因子と、阻む４つの要因を以下に示します[1)]。

心理的安全性をつくる
4つの因子

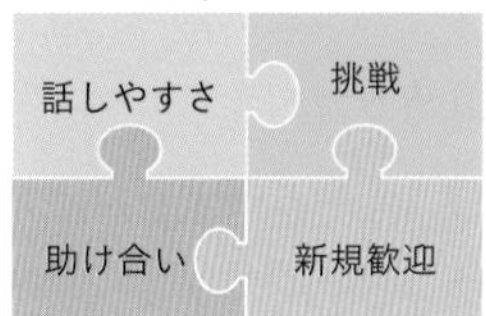

心理的安全性を阻む
4つの要因

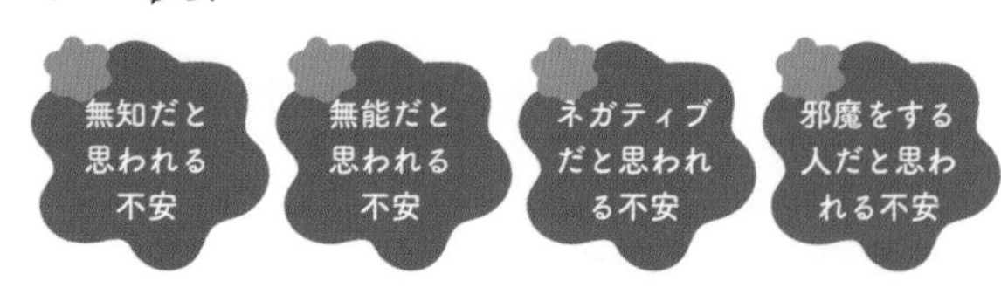
無知だと思われる不安
無能だと思われる不安
ネガティブだと思われる不安
邪魔をする人だと思われる不安

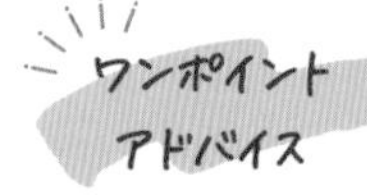
ワンポイント
アドバイス

心理的安全性を測定する7つの質問があります。すべて「Yes/No」で回答してもらい、ポジティブな回答とネガティブな回答のどちらが多いかを見るものです。

1★ このチームでミスをしたら、きまってとがめられる
2 このチームでは、メンバーが困難や難題を提起することができる
3★ このチームの人びとは、他と違っていることを認めない
4 このチームでは、安心してリスクをとることができる
5★ このチームのメンバーには支援を求めにくい
6 このチームには、私の努力を踏みにじるような行動を故意にする人は誰もいない
7 このチームのメンバーと仕事をするときには、自分のスキルと能力が高く評価され、活用されている

Edmondson AC著，野津智子訳：恐れのない組織―「心理的安全性」が学習・イノベーション・成長をもたらす．英治出版，東京，2021：47．より引用

★のついた質問は「No」が、それ以外は「Yes」がポジティブな回答です。

ネガティブな回答が多ければ、チーム内で信頼関係が築けておらず、不安を抱えている可能性が高いとされています[1)]。みなさんの職場は、いくつ当てはまりましたか？

心理的安全性は、後輩指導だけでなく、**安全で質の高い医療提供のために重要**です。みなさん1人ひとりが「心理的安全性を高めること」を意識して行動することで、学習効果を高められる部署づくりに取り組んでみてください。

「教えること」の基本となるのはコミュニケーション

先輩・後輩の関係は「人と人のかかわり」ですから、後輩指導における先輩の悩みは**コミュニケーションで解決できる**ことが多いです。

相手の反応をみるときは「言語と非言語の一致度」を確認する

コミュニケーションは双方向のものです。**相手にうまく伝える**だけでなく、**相手の情報をいかに正確に受けとるか**も重要です。ここで意識したいのが、メラビアンの法則です（図2）。

この法則は1971年のものなので、この割合が現在にも当てはまるかはわかりません。しかし、コミュニケーションでは、言葉だけではなく、非言語（表情・声のトーン・ジェスチャーなど）も併せて理解することが大切であることは、いまも昔も変わりません。

図2 メラビアンの法則（Mehrabian A, 1971）

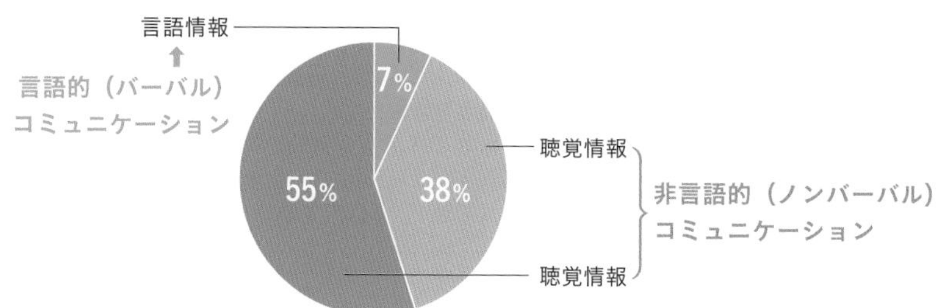

コミュニケーションにおいて、**言語と非言語の一致**を確認するのは、相手のメッセージを正確に受け取ることにつながります。

会話している相手が、あいづちをうちながらスマートフォンを操作していたら「ちゃんと聞いていないな」と感じるでしょう。無表情の低音ボイスで謝罪されたら「本当は謝りたくないのだな」ということが伝わってきます。

後輩指導の場面に限らず、誰かとコミュニケーションをとる場面では、**言語と非言語のずれ**に意識を向けてみるとよいでしょう。

「コミュニケーション」は、信頼関係を築くことから始まる

先輩・後輩のコミュニケーションを円滑にするために、コミュニケーションスキルをみがくことも必要です。しかし、何より重要なのは、**信頼関係を築くこと**です。

信頼関係の構築には、日ごろからの接し方が重要となります（表1）。

表1 信頼関係を築くコツ

コツ1

風通しのよい関係性をつくる

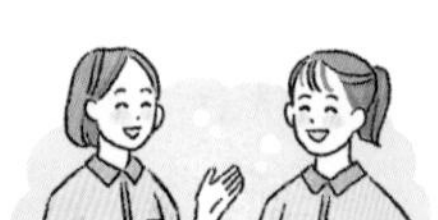

これはダメ！ **「後輩がミスをした」場面で、感情的になって怒る**

- 後輩が萎縮し、その後、ミスの報告を躊躇してしまう可能性がある
- ミスを指摘することで、人間関係が悪化するリスクがある
  - ➡「なぜミスが起こってしまったのか」という原因をともに考え、「次につなげるにはどうすべきか」も含めて伝えるとよい

ココがポイント
- 先輩として後輩を指導する際には、気兼ねなく意見交換できるような、**風通しのよい関係性を保つ**ことが重要

コツ2

「先輩も、昔は完璧じゃなかったんだ」という姿を見せる

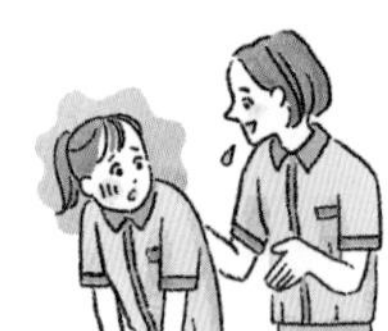

これはダメ！ **「先輩としてこうあるべき！」と完璧を求める**

- 完璧すぎる先輩は、後輩の憧れとなる反面、高すぎる壁ともなる
- 「先輩のようにはなれない」ではなく、「今はできなくても、自分もいずれ先輩のようになれる」と思ってもらうことのほうが重要
  - ➡自分が新人だったころの**失敗談や、うまくいかなかった出来事などを話す**とよい

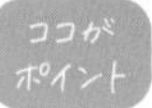

- 後輩が「先輩にも、こんな時期があったのか」と思えたら、めざすべき先輩の背中を近くに感じることができるはずである

（吉川　聖）

引用文献

1）Edmondson AC著，野津智子訳：チームが機能するとはどういうことか．英治出版，東京，2014：157-159.

参考文献

1）Edmondson AC著，野津智子訳：恐れのない組織―「心理的安全性」が学習・イノベーション・成長をもたらす．英治出版，東京，2021：47.

2）Mehrabian A. Silent messages. Wadsworth Pub. Co, US, 1971.

おさえておきたい「心がまえ」

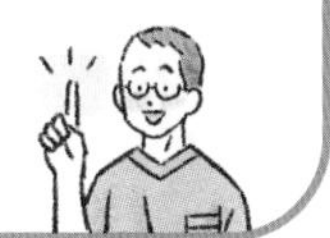

》画一的な指導マニュアルだけで指導はできない

人材育成や後輩指導、教育に関する書籍はたくさんありますが、「すべての後輩に完璧な指導をするたった1つの方法」はありません。

同じ年に入職した後輩であっても、成長の度合いは異なります。獲得している知識や技術・キャラクターは**1人ひとり違います**から、当然です。だからこそ、指導する先輩は悩みます。

ここで、いくつか「つい、やってしまいがちだが気をつけたいこと」をみていきましょう。

「自分で考えてみる」ことは大事だけれど…

みなさんは、後輩に「自分で考えてみて」と口癖のように言っていませんか？

この言葉をかけるときには、**質問の内容や場面に注意**が必要です。

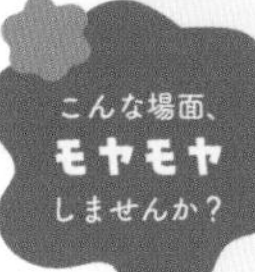

先輩Aさんに、師長が「新人Bさんは、そろそろ患者の受け持ちはできそう？」と聞いたときのこと。Aさんは「まだ無理です。患者Cさんの病態アセスメントが答えられないので…」と言いました。

Aさんは「その日に受け持つCさんに関する質問に答えられるまで、Bさんに受け持ちをさせることはできない」と考えていました。

臨床では「答えをすぐに教えると、成長を妨げる」という考え方が、いまだに根強く残っているように思います。しかし、考えてもすぐに出ない答えのために、患者さんの受け持ちをさせないというのはどうでしょう？

看護師は命を預かる仕事であるため、不安に思う先輩の気持ちはよくわかります。しかし、このような状況が続くと、後輩の**実践の機会が奪われる**だけでなく、「自分はダメだ…」と**自己否定に陥る可能性**があります。バランスが大切です。

とはいえ「教えすぎる」のも、よくない

逆に、一から十まですべてを説明してしまう先輩も、考えものです。自分で考えなくても何でも教えてくれる先輩の存在は、**後輩のやる気をそぐ**可能性もあります。

そうならないよう「問いかけかた」に配慮しましょう。考えれば答えが導き出せるよう、後輩がもつ知識の点と点をつなぎ、**思考を促すような問いかけ**をすることが大切です。

後輩指導の「邪魔になる」考え方は捨てる

後輩指導を行うときには、自分の前提・考え方が邪魔になることがあります。自分が新人だったころの常識が、いまでは通用しなくなっている場合もあります。おさえておいてほしい3つのポイントを、以下に示します（表1）。

表1 まずおさえたい3つのポイント

自分自身に対しても同じことがいえる

POINT 1 「このぐらい、できて当たり前」という前提は捨てる

- 「できて当たり前」「知っていて当然」という感覚をもたないことが大切
  - ➡できないことに対してネガティブな感情をもつだけでなく、他人を**ほめることができなくなる**危険がある
- 最初から完璧を求めるのは難しい。はじめは半分でもOKくらいの気持ちで、**できることを認め**、できるために**努力していることを承認**する
  - ➡特に新人看護師は「看護の知識はあるが、看護の仕事をするのははじめて」の状態であることを忘れない

POINT 2 他の後輩と比較しない

- 「あの人はできたのに、この人はできない…」と比較せず、相手を理解し、**個別性に合わせた指導**を心がけることが大切
  - ➡人それぞれキャラクターが異なり、**得意・不得意もある**。たとえ、1人の後輩が一度の指導でできたとしても、他の後輩も同じとは限らない

POINT 3 固定概念や一般論を捨てる

- 「ふつうは○○する」「新人なら○○すべき」といった固定概念や一般論は、この際、捨ててしまったほうがよい
  - ➡それよりも「この後輩の**能力を最大限に引き出す**には、どうすべきか?」に注力し、個人を理解し、後輩ごとに最適な指導法を実践することが大切

後輩とともに「自分も成長する」という意識をもつ

後輩指導は手間がかかります。忙しいときには、つい、先輩自身がすべてやってしまいたくなることもあるでしょう。しかし、それでは、後輩はいつまでたっても成長できません。

そればかりか、面倒くさそうに指導する先輩を見て、「指導を受けたい」という気持ちをなくしてしまうことでしょう。

後輩を指導していると、**自分にはなかったよい視点**をもっていることに気づかされ

ることがあります。後輩が最新の看護技術の知識をもっていて、**自分の知識のアップデート**につながることもあります。

後輩指導をしながら、そういった点にも目をも向け、自分自身の看護を振り返る機会ととらえ、ともに学び、成長していこうという姿勢をもつことが重要です。

後輩指導のポイント＝人間関係を円滑にするポイント

あいさつは、すべての基本

チームで働くうえで、コミュニケーションはとても大切です。

後輩のなかには「先輩と、どのようにコミュニケーションをとったらいいか、わからない」「職場に、うまくなじめていない気がする」と悩んでいる人も少なくありません。なかには「あいさつしたけれど、声が小さすぎたのか、誰も返事をしてくれなかった…」などと、悲しい経験をもつ人もいます。

まずは**先輩のほうから、笑顔で積極的にあいさつ**をしてください。基本的なマナーではありますが、それだけでも部署の雰囲気は、だいぶ変わってくるでしょう。

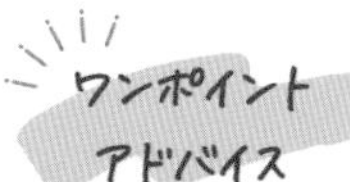

後輩にあいさつするときは「Aさん、おはよう!」など、名前を呼ぶようにしてください。そうすると、後輩のことを気にかけているあなたの気持ちを、後輩に届けることができます。

モヤモヤをイライラにしないために

当たり前だと思うかもしれませんが、「後輩と自分は違う人間である」ということを改めて理解することが大切です。先輩が考える“こうあって欲しい”という姿をめざそうとすると“あるべき姿と違う”ことがイライラにつながってくるので、後輩が後輩なりに成長することを見守る姿勢をもつとよいでしょう。成長がゆっくりの後輩の場合は、いいところを探して、**その人が得意なことから伸ばしていく**くらいの気持ちでいてください。

どんなに教えるのが上手な先輩であっても、後輩の成長は同じではありません。教えているあなたが悪いわけではないので、気負いすぎずに後輩とのコミュニケーションを楽しんでください。

仕事以外での一面を知ると、その後輩の見方も変わると思います。

後輩指導のポイントは、挙げるとキリがないくらい、たくさんあります。なかでも特に気をつけたいポイントを表2にまとめました。

表2 後輩指導で「特に気をつけたい」ポイント

❶ 味方であるという姿勢を見せる	⓫ 指摘はリアルタイムに実施する
❷ 前向きな姿勢を見せる	⓬ 自分の間違いを認める
❸ できていることをほめる	⓭ 感謝や謝罪の気持ちを伝える
❹ 根気強く対応する	⓮ わからないことをそのままにしない
❺ 成果だけでなくプロセスも認める	⓯ 一度にすべてを教えようとしない
❻ 少し高い目標をもたせる	⓰ 言われたとおりではなく、自分で考えることを促す
❼ 積極的に相手の話を聞く	
❽ 相手の立場に立って考える	⓱ 甘えのない距離感をもつ
❾ 信頼する	⓲ 後輩のいいところを伝える
❿ 自分のやり方を強要しない	⓳ 失敗はフォローする　　など

これらは、後輩指導だけでなく、**職場や日常の人間関係を円滑にする**ためにも必要なポイントなので、日ごろから、ちょっと意識してみてください。

（吉川　聖）

参考文献
1)原田将嗣著，石井遼介監修：心理的安全性をつくる言葉55．飛鳥新社，東京，2022．
2)Edmondson AC著，野津智子訳：チームが機能するとはどういうことか．英治出版，東京，2014．
3)Edmondson AC著，野津智子訳：恐れのない組織．英治出版，東京，2021．

PART 2

後輩指導の「こんなとき、どうする?」

後輩のために、いろいろ考えて
調整しているのに、思ったように
成長してくれない…
そんな悩みを抱えている人は、
少なくないと思います。
先輩の「期待や考え」と、
後輩の「感じることや現状」が
噛み合っていないと、
このような悩みが生じがちです。
ここでは、先輩に対するアンケート調査をもとに
「実際に先輩が悩んだ場面」を取りあげ、
解決のヒントをさぐっていきます。

後輩ナースの成長カレンダー

（一例）

4月 オリエンテーション

- 社会人としてのマナーを学ぶ

→医療者である前に、1人の社会人であることを理解する

5月～6月 基本的な技術を学ぶ

- 日常的に行う看護技術を学ぶ

→採血、点滴の作り方などについて、安全で効果的な方法を学ぶ

部署の理解・看護観をはぐくむ

- 各部署の特徴を知る
- 患者さんを全人的に理解する視点を学ぶ
- 看護観を学ぶ

コミュニケーションを学びつつリフレッシュ

- 患者さんへの接し方を学ぶ
- スタッフどうしのコミュニケーション方法を学ぶ

疲れが出るころなので、リフレッシュも大切！

悩み “何をどうしたらいいのかわからない”という悩み ▶p14

悩み “コミュニケーションをどうとれば…”という悩み ▶p36
“自分がいないときの対応”に関する悩み ▶p172

9月～12月 看護実践を深める

- 摂食・嚥下障害とアセスメント
- 医療安全
- フィジカルアセスメント
- 看護過程の展開

などについて学びを深める

1月～3月 ステップアップ研修

- 自分の課題をみつける
- 今後、めざすべき方向性を考える

1年間の経験をふまえて考えるため、リフレクションが行われる

悩み “モチベーションが低い気が…”という悩み ▶p56
“失敗・インシデント”に関する悩み ▶p156

悩み “私の教え方が悪いの？”という悩み ▶p134

後輩看護師の成長段階によって、指導する先輩のかかわり方も変わってきます。
当然、先輩が感じるモヤモヤ・悩みの内容も、後輩の成長に伴って変化するので、
後輩指導の全体像をおさえておくことは大切です。
NTT東日本関東病院の新人看護師教育プログラムをもとに、おおまかなカレンダーを
まとめましたので、ぜひ参考にしてください。

夜勤について学ぶ

- 夜間の患者さんの生活や業務の連続性を知る
- 看護を効果的に継続するための連携を学ぶ

7月 看護倫理を学び、めざしたい看護師像を考える

- 看護ケアの場面で直面する「モヤモヤ」について話し合いながら看護倫理を学ぶ

リフレクションを行って、めざしたい看護師像を考える

8月 メンタルヘルスのフォロー&夏休み

ひととおり研修が終わったら、メンタルヘルスのフォローを実施する

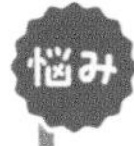

悩み
"勉強してほしいけれど…"という悩み ▶p98
"質問されるのが嫌だと言われても…"という悩み ▶p118

悩み
"報・連・相"に関する悩み ▶p86
"後輩のメンタル"に関する悩み ▶p189

2年目へ…

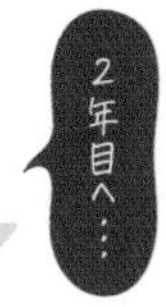

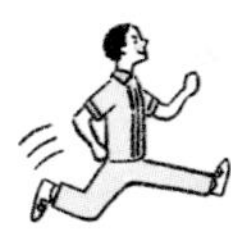

ラダー5 多職種チームのリーダー

ラダー4 チーム医療の推進役

ラダー3 リーダーとしての能力獲得と自立

ラダー2 メンバーとしての自立

ラダー1 メンバーとしての能力獲得

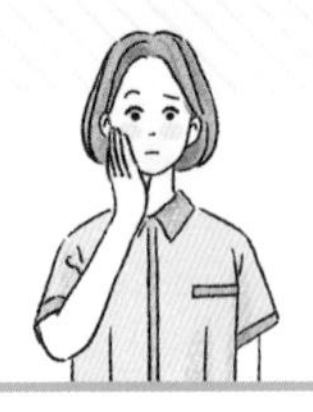

"何をどうしたらいいのかわからない"という悩み

シャドーイングのとき、何を話したらいいかわからない

後輩（新人看護師）のシャドーイングを行っているのですが、どうかかわったらいいか悩んでいます。
「影のように同行し、先輩の仕事を見ることで、看護業務を覚える」のがシャドーイングだと思いますが、今は、私が一方的に業務を進めながら仕事の話をし続けているだけで、後輩から質問されることもありません。
こんな状況で、よいのでしょうか…？

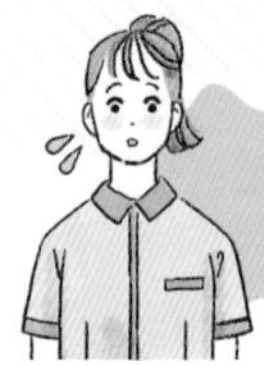

後輩はこう思っているかも…

Aさん ― シャドーイング＝先輩の後ろをついて歩くだけでいい。

Bさん ― 先輩は忙しく仕事をしているから、邪魔にならないようにしなければ…。質問したら、迷惑になるかもしれない。

Cさん ― 1日中、先輩の後ろを静かについて歩いていたら「自分は何をしているんだろう」「ここにいていいのだろうか」と悲しくなった。

こうすれば、もっと、うまくいく！

1 後輩が「自分が看護を行う」ことをイメージできるよう、先輩の頭の中を話すようにする

何を、どこまで話すのか　シャドーイングの期間であれば、話しすぎということはないので、細かく伝えましょう。

2 「新人看護師は何も知らない」ことをわかったうえで、「今、どういうことを行っているのか」を細かく伝える

これは避けたい

「シャドーイングだから、ただついてくるだけでいいよ」と新人看護師に言う

ココが大事　「何も知らないから質問したらかわいそうかな」というのは逆効果となるので注意しましょう。

知っておきたい【知識・理論】

シャドーイングは「ただ見せるだけ」のものではない

シャドーイングは、入職後比較的早期に行われます。実際に、教育係とともに1日中行動することで、自部署のこと、チーム内のコミュニケーションのこと、患者さんへの接し方などを「見て学ぶ」ことで、言葉だけではわかりにくい**看護活動を具体的にイメージ**することができるため、非常に効率的な研修です（図1 [→p16]）。

しかし、**後輩 Aさん** が考えているように「見て学ぶ＝ただ後をついて見るだけ」では不十分です。看護師の仕事は「**適切な情報収集→アセスメント→ケア実践**」を行うことであり、「見るだけ」だと「ケア実践の場面で行われたこと」しかわからないのです。

だからこそ、シャドーイングのときの「先輩の話」が重要となってきます。**後輩 Bさん** のように、遠慮がちな考え方をする人もいます。希望どおりの部署に配属されたかどうかにかかわらず、部署の特徴や、自分が**この部署のどういうところに面白みを感じているか**を話すようにするとよいでしょう。

図1 シャドーイングの流れ

1 実際に見せる

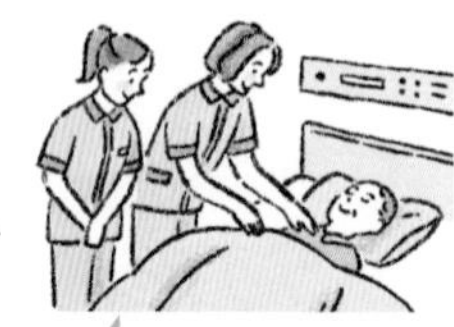

- 自分が「どのような順序で、 どのように優先順位をつけ、どのようにケア・処置を実施しているのか」を見せる
- 朝の情報収集についても、シャドーイングのみであれば、見ていてもらう。少人数の受け持ちが始まる前に、カルテの見方・どこから情報をとるべきかを指導する
- 患者さんの体をおさえるなどケアの一部に参加してもらうようにすると、教育係の声かけなども含めた体験となり、「処置ではなくケア」としてとらえられるようになる

昼休みのタイミングが後輩とずれる場合は、リーダーと相談して調整を図る

2 ポイントを説明する

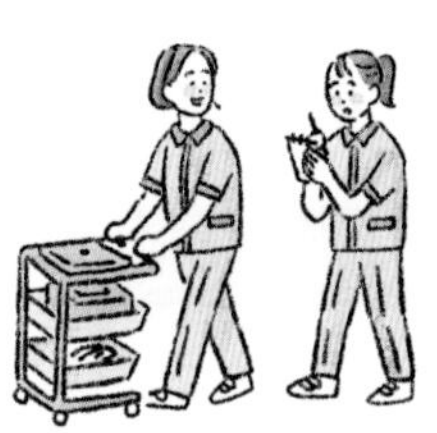

- 「患者さんと接するときのポイント」「○○の処置をするときのポイント」など、重要なこと(事故につながる危険性があること)や、見落としがちなことを説明する
- 夕方の振り返りのときにまとめて説明するのではなく、 その場で(難しければ、 1つのケア・処置が終わったタイミングで)説明するほうがよい
- 「優先順位のつけかたがわからない…」と悩む人も多い。自分が「何をどう見て、どう判断した結果、そういう動きになったのか」を説明する

3 フィードバック

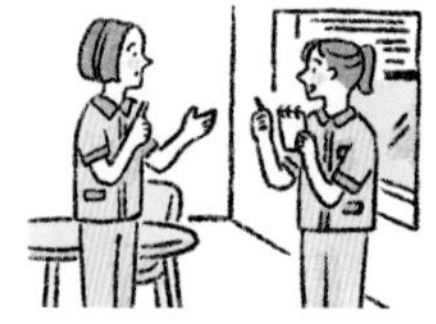

- 後輩がとった行動のよいところ、よくないところを伝える
- 「よくないところ」ばかり伝えず、「よいところ」をあわせて伝えるようにすると、後輩が自己否定に陥らずにすむ
- 次の機会にシャドーイング以上のことを求められる可能性があるので、次を期待する声かけをするとよい

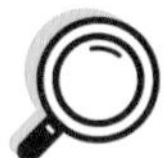

「言葉による意味づけ」を意識すると、話すべきことが見えてくる

シャドーイングの効果を最大限に高めるための必要条件を表1に示します。

最も大切なのは、**目的(ゴール)を明確にすること**です。後輩 **C**さん のように、シャドーイングの目的がよくわかっていない人もいます。だからこそ教育係自身が「何のためにシャドーイングを行っているのか」を正しく理解することが重要です。目的がはっきりすれば、どのようにかかわればいいのか、何を話せばいいのか、が見えてきます。

表1 効率的にシャドーイングを進めるための必要条件

❶ 本人にとってのシャドーイングの**ゴールを明確に**する

❷ ゴール達成に向けたシャドーイングにおけるガイダンス内容と実施方法を検討する

❸ シャドーイングにおける記録の内容の精選を行う

❹ 本人が**主体的に学ぶ意識づけ**とともに、**明確な目的・目標をもって**臨ませる

❺ 先輩と連携を図り、学習環境の整備を行う

❻ シャドーイング後には本人が**素直な気持ちを表出できる振り返りの場**を設ける

堀香純, 柴田恵美, 田山友子：基礎看護学実習Ⅰでのシャドウイングによる看護学生の学びの効果. 東京医科大学看護専門学校紀要 2013；23（1）：36. より一部改変のうえ転載

後輩は「何がわからないのか、わからない」こともある

ときどき「“わからないことがあったら質問して”と伝えたのに、何も言ってこない。それなのに、いざ質問してみたら、何も理解していない…」と悩んでいる教育係がいます。わからないことを解決しないままケアや処置を実施するのは危険ですし、ポイントをおさえた指導を行いたい、という教育係の気持ちは、よくわかります。でも、ちょっと待ってください。

後輩、特に新人看護師は、慣れない環境・よく知らない先輩のもとで、働きはじめたばかりです。緊張や不安もあるなかで、**「自分から質問する」気持ちの余裕がない**のかもしれません。はじめて臨床での看護業務をみて**「何もかも、すべてがわからない…」と感じている**可能性もあります。

なるべく、先輩側から話しかけるように心がけたほうが、信頼関係の構築がスムーズに進むことでしょう。

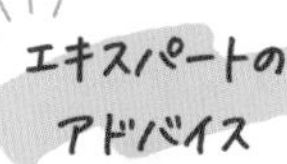

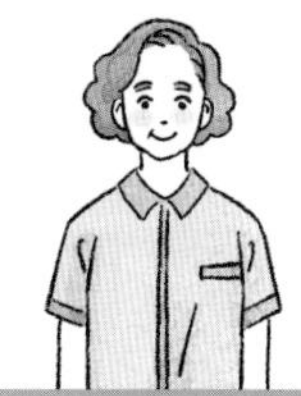

口頭での助言、対話による意味づけが、後輩の成長を促します。

あまり気負わず、自分が新人だったころを思い出しながら、日々どんなことに気をつけているか、何に注意すべきか、どんな看護を大切にしているか説明してみましょう。

（梅田佳帆）

参考文献
1）西田朋子：新人看護師の成長を支援するOJT. 医学書院, 東京, 2016：93-100.

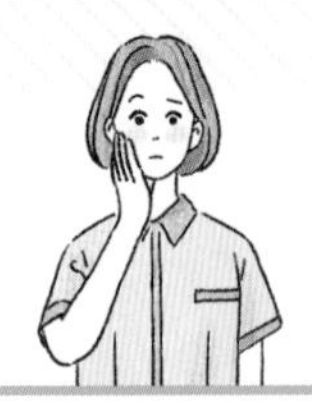

“何をどうしたらいいのかわからない”という悩み

態度が悪い後輩を、どう指導したらいいかわからない

今年入職した後輩（新人看護師）は、とにかく勤務態度がよくありません。提出物を出さなかったり遅刻が多かったりする人、物品を乱暴に扱う人、休憩室の椅子の上であぐらをかく人、人の話を聞かない人もいて、とても気になります。

いくら「社会人になりたて」の新人とはいえ、看護のことだけでなく、マナーまで教えなければならないなんて、つらいです…。

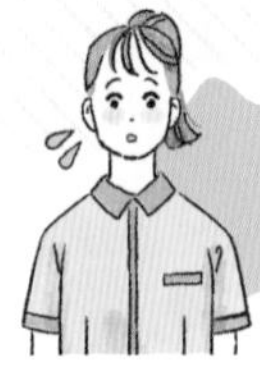

後輩はこう思っているかも…

Aさん ― 仕事が終わって帰宅するとクタクタで、勉強してレポート（提出物）を書く余裕がない。みんなはどうやって時間を確保しているの？

Bさん ― 休憩室だから、あぐらをかいてもいいでしょ？

Cさん ― 先輩が「わからないことは質問して」と言うから、積極的に質問しているのに…。

こうすれば、もっと、うまくいく！

1 なぜそのような態度をとっているのか、考えてみる

考えてもわからない場合は　直接「なぜ、そうしているのか」を聞きます。

2 マナーとして「ダメなことはダメ」と伝える

なぜなら　先輩や同僚への気づかいができなければ、患者さんへの気づかいなど、とうていできるわけがないからです。「患者さんがいないところでなら、何をしてもいい」わけではないのです。

これは避けたい

頭ごなしに怒ったり、「あなた、家の片づけしてないでしょ」とイヤミを言ったりする

ココが大事　態度が悪いからといって、キツくあたっていいことにはなりません。誰に対しても、尊厳をもってかかわることが大切です。

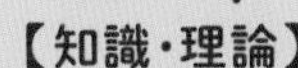
＼知っておきたい／
【知識・理論】

姿勢や態度は「看護師としての行動」の基盤

姿勢や態度も含めて、後輩の「できないこと」をできるように、「わからないこと」をわかるように導くのが教育係の役割です。

いわゆる姿勢や態度の根幹となるのは、**看護職として人を尊重する**こと、**自己理解を深める**ことです。これらは、看護師の臨床実践能力に含まれる大事なスキルです（図1 [→p20]）。どういう行動を取れれば、これらの力を発揮しているといえるのか、具体的な行動レベルに落とし込んでみましょう。ここでいうと、提出物は期日どおりに出す、物品は大事に扱う、といったことが含まれますね。これを、後輩が自分の力にしていけるように指導していくのが、教育係の務めだといえます。

なお、基本姿勢と態度は、新人の時期のみならず、看護師として成長していく過程でも、常に臨床実践能力の中核となることを忘れてはなりません。

図1 臨床実践能力の構造

看護技術を支える要素

1　医療安全の確保
①安全確保対策の適用の判断と実態
②事故防止に向けた、チーム医療に必要なコミュニケーション
③適切な感染管理に基づいた感染防止

2　患者および家族への説明と助言
①看護ケアに関する患者への十分な説明と患者の選択を支援するための働きかけ
②家族への配慮や助言

3　的確な看護判断と適切な看護技術の提供
①科学的根拠（知識）と観察に基づいた看護技術の必要性の判断
②看護技術の正確な方法の熟知と実施によるリスクの予測
③患者の特性や状況に応じた看護技術の選択と応用
④患者にとって安楽な方法での看護技術の実施
⑤看護計画の立案と実施した看護ケアの正確な記録と評価

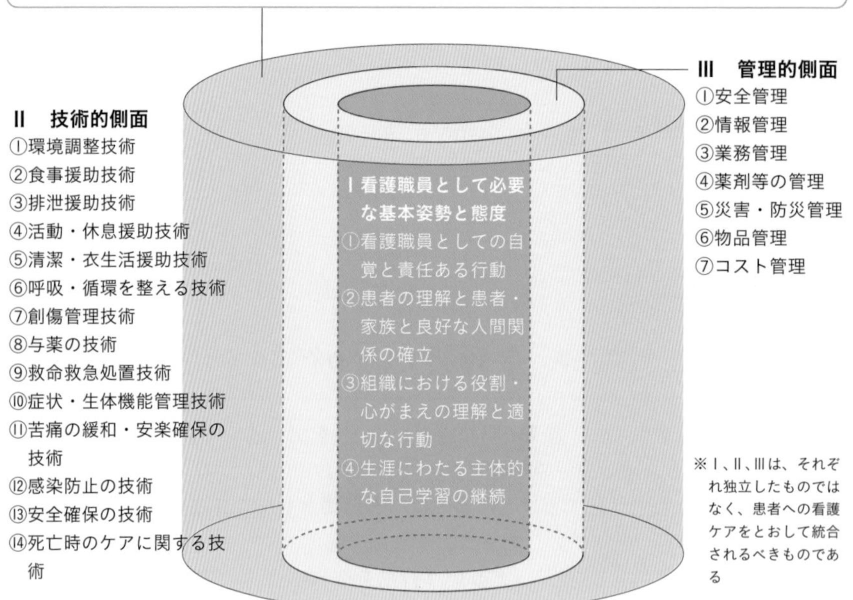

厚生労働省：新人看護職員研修ガイドライン改訂版 平成26年2月．https://www.mhlw.go.jp/file/06-Seisakujouhou-10800000-Iseikyoku/0000049466_1.pdf（2023.4.28アクセス）．より引用

気になることは本人に聞いてみる

後輩 Aさん のように、期日どおりに提出物を出さない人に対しては、本人に直接「提出物が間に合っていないけれど、どうしたの？」と尋ね、メンタルヘルス不調をきたしていないか、他の事情があるのか、確認します。遅刻や物忘れが、メンタルヘルス不調のサインである可能性もあるためです［→p211］。

メンタルヘルス不調ではなさそうだ、と判断できた場合には、「家に帰ってから、どう過ごしている？」などと尋ね、時間の使い方をどうするか、本人と話し合います。

「態度が悪い」と一言で片づけてはいけない

教育係の多くは、後輩に「社会人としての基本的なルールやマナーを守ってほしい」と思っています。

最低限のマナー

あいさつ
★緊張していても、まずは自分からあいさつする

身だしなみ
★「だらしない」「清潔感がない」などの印象は、なかなか払拭できない

公私混同しない
★休憩室も勤務先の設備で「公の場である」という意識をもつ

報・連・相
★自分の判断で報告をやめない

いくら看護技術に長(た)けていても、あいさつをしなかったり、いつもよれよれの格好をしていたりしたら、患者さんや家族との関係はもちろん、多職種との関係にも支障をきたしかねません。

休憩室でリラックスするのは悪いことではありませんが、**後輩 Bさん** のように椅子の上であぐらをかくなど、他の先輩に「だらしない」という印象をもたれてしまうのは、その人自身にとってマイナスになるのだ、ということを説明するとよいでしょう。

「話を聞かない」には、いくつかタイプがある

「新人が、人の話を聞かない…」という悩みは、看護師に限らず、さまざまな業種で共通しています。「話を聞かない人」には、いくつかタイプがあるので、その人に合った接し方をするとよいでしょう（表1）。

表1 「話を聞かない人」の代表的な3タイプ

タイプ1	**人の話をさえぎって、自分が話し始めてしまう** 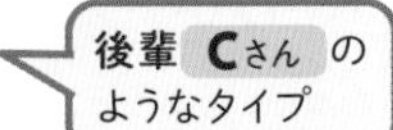 	●自分のことばかり考えてしまい、相手の気持ちを考えていないことが原因 ポイント まずは一度時間をつくり、「こちらの話していることを聞いてほしい」と直接伝えるようにする
タイプ2	**返事はするものの、明らかに「上の空」の様子である**	●相手が話している内容に「興味がもてない」「自分には関係ないと感じている」ことが原因 ポイント 指導にあたって「ケア実践の場面を見る」だけでなく、「参加することでどうなったか」「なぜそれをしているのか」を関連づけ、自分のこととして関心をもてるようにする
タイプ3	**結論を急ぎ、「経過はどうでもいい」と考えている**	●看護技術や業務を優先し、話を聞く時間が無駄だと考えていることが原因 ポイント 最初に結論を話したうえで、根拠や理由・リスクを伝え、ケアや安全の重要性を理解できるようにかかわる

自分の「伝え方」についても見直してみる

教育係になると、どうしても「あれも伝えなきゃ、関連するこのことも伝えなきゃ…」と一度にいろいろ伝えたくなってしまいがちです。そうすると、後輩はどこがポイントなのかわからなくなり、結果として「話を聞かない」態度となってしまう可能性があります。

時には「以前の指示と矛盾したことを言っていないか」「話が脱線してしまっていないか」など、自分の伝え方を振り返ってみることも大切です。

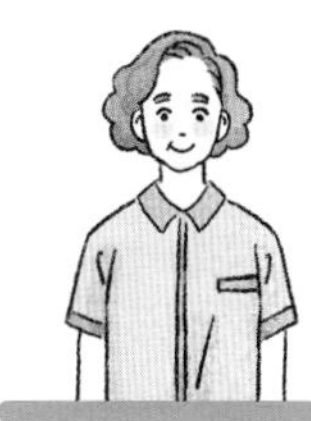

言葉で指導するだけでなく、自身が「他の先輩や主任・師長、患者さんに接する態度や姿勢」から、社会人としてのマナーを学んでもらいましょう。

例えば…

・たとえ患者さんと「友だち口調」で話すときでも尊厳は守る
・認知症患者さんも「自分より年上の人生の先輩」として接する
・上司と軽口をたたけるほど仲がよかったとしても、意見する際には相手を尊重する態度を見せる　など

（梅田佳帆）

参考文献
1）西田朋子：新人看護師の成長を支援するOJT．医学書院，東京，2016：89-90．
2）山崎紅：社会人基礎力を鍛える新人研修ワークブック第２版．日経BP社，東京，2021．

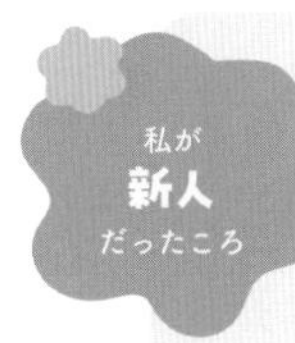

思い返してみると、私は「どうかかわったらいいのかな？」と思われる新人だったかもしれません。「自分のできないこと、知らないこと」に、とても大きな不安を感じていたため、少しでも早く業務を覚えること、病態を理解することに必死でした。

仕事中に仕事以外の話をすると集中力を欠いてしまう、おしゃべりをしたらミスをしてしまうかもしれない、という恐怖から、黙々と患者さん・モニター・カルテをみつめていました。また、「大丈夫？」などと声をかけてもらっても、聞いたら怒られるかもしれない、知っていないとダメなことかもしれないと思い、言葉でのコミュニケーションを避け、常に「大丈夫です」と答えるような新人でした。

わからないことをわからないままにしないために、私が欠かさなかったのが「先輩たちの動き方を見ること」でした。誰よりも先輩たちの動きを見て、考え方や仕事の組み立て方を手本に行動したからか、先輩たちにかわいがってもらい、成長していくことができました。

かわいがってもらったとはいえ、やはり職場の雰囲気には緊張感があり、話しかけるのが怖い先輩もいました。しかし、とても忙しい勤務を終えた後、その先輩が「よくがんばってついてきたね。大変だったよね、やりきったね」と新人である私にもねぎらいの言葉をかけてくれたとき、言葉によるコミュニケーションの大切さを実感しました。そして、何よりその日が無事に終わったのがその先輩のリーダー力のおかげだと理解できたとき「怖い」と思う感情はなくなりました。

新人のころにがんばったこと、先輩に教えてもらった経験は、私の基盤となっています。それに、今では新人のころが嘘のようにコミュニケーションを重視するようになりました。受けた経験はずっと大切なものです。また、数年後には、新人時代と真逆のタイプに成長することもできます。だから私は、今の新人がどんなタイプであろうと、この時期が重要で、大切に指導することを心がけています。

（村垣なつみ）

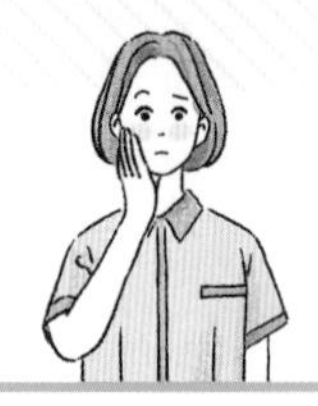

“何をどうしたらいいのかわからない”という悩み

どこまで負荷をかけていいのかわからない

いま指導している後輩（新人看護師）は、業務終了後の振り返りのとき、いつも上の空です。勤務中の態度や姿勢に問題はないのですが、数日前に指摘したことが改善されず、何度か同じ指摘をすることがあります。
上の先輩には「早くできるように、業務終了後にもしっかり指導しないと」「夜勤に入れるようになるために、もっと時間をかけて勉強するように伝えないと」などと言われます。
しかし、後輩にもペースがあるので、どこまで負荷をかけていいのかわかりません。無理はさせたくない気持ちと、がんばってほしい気持ちが、いつもせめぎあっています。

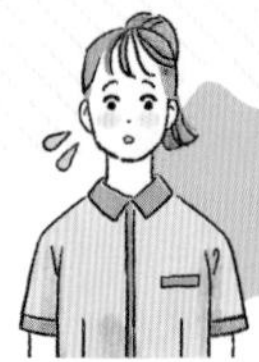

後輩はこう思っているかも…

Aさん ― 復習してはいるけれど「ここが足りない」と言われてばかり。最初から大事なポイントだけ教えてくれたらいいのに…。

Bさん ― 帰宅すると疲れはててしまって、食事もそこそこで寝てしまう。とても勉強する余裕なんてない…。

Cさん ― 効率よく「業務をこなす」ことができていれば、勉強は必要ないでしょ？

こうすれば、もっと、うまくいく！

1 まずは「業務に慣れること」から始める

新人看護師の多くは… 出勤して情報収集の仕方を覚えるだけでも大変です。多少時間をかけてでも、まずはなじんでもらいましょう。

2 「効率よく業務をこなすのが、優秀な看護師」と思い込んでいないか確認する

なぜなら… 「業務は看護の一部である」という大前提を見失うと、モチベーションが低下してしまうためです。

これは避けたい

過負荷になっているか確認せず、一方的に叱責したり、プレッシャーをかけたりする

例えば… ２度目に指摘するとき「前も同じことを言ったよね？」と一方的に責めたり、「もっと勉強しないと２年目になってから苦労するよ」などとプレッシャーをかけたりすることは避けましょう。

＼知っておきたい／
【知識・理論】

新人看護師の多くは、自分が学ぶべきことを見つけられていない

学習支援の方法は、対象が「成人か、子どもか」で大きく異なります。後輩に対しては、成人学習理論に基づいて指導を行います（表1）。

表1 ノールズの成人学習理論のポイント（Knowles, 1980）

❶ 成人は自立した学習者である

❷ 成人の過去の経験は、学習のための資源である

❸ 成人の学習者が学ぶための心理的な受け入れ状態は、**人生上の課題や問題**から生じてくる

❹ 成人の学習者が感じている**必要性に応える形で教育**がなされたとき、学習経験は最も効果的なものとなる

先輩の「教えたいこと」を押しつけない

成人学習理論に基づくと、教育係は後輩が業務上の経験から**自分が学ぶべきことを見つけられる**ように指導していく必要がある、といえます。つまり、後輩の学習ニードを把握し、それに沿った指導を行うのが効果的だということです。先輩の教育ニードは「現場で必要なポイント」ですが、そこに興味をもてなければ、学ぼうという意欲はわきません。

まずは、後輩の学習ニードと、先輩の教育ニードは、乖離(かいり)していることに気づいてください（図1）。

図1 先輩ー後輩間でのニードの乖離（例）

後輩の学習ニード

- がん看護に興味があるので、抗がん薬の投与時の注意点を知りたい
- 急変対応ができるようになりたい
- 興味がある部署に配属されたが、医療安全には、あまり興味がない

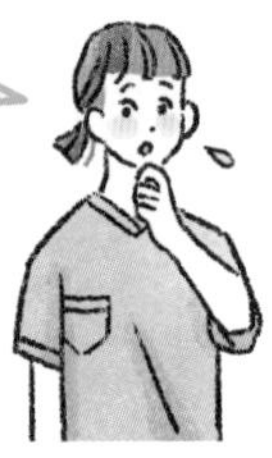

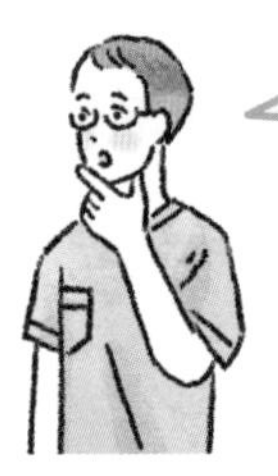

先輩の教育ニード

- 抗がん薬だけでなく、いろいろな点滴・内服薬の種類や投与理由も知ってほしい
- 正常と異常がわかり、報告できるようになってほしい
- エビデンスに基づいた看護を実践し、安全に取り組んでほしい

後輩が興味・関心をもち、自己の目標達成のために必要と感じている知識や技術・態度

先輩が伝えたい「看護職として望ましい状態」

後輩 **A**さん のように、最初からポイントだけ教えてほしいと考えている人もいます。しかし「受け身な性格の人」と決めつける前に、いま学習している内容に興味がもてていないのかも…と考えてみると、対応のヒントが見えてくると思います。

個々のキャパシティを考慮する

人それぞれ、抱えられる仕事のキャパシティは異なります。入職して数か月がたつと、それぞれのキャパシティの差が見えてくることでしょう。

後輩 Bさん のように、毎日出勤して帰宅するだけで疲弊してしまう人もいるので、一度「仕事がつらくない？」などと、直接尋ねてみましょう。「つらいです」という返答があったら、主任や師長、他の先輩とも相談しながら、学習のペースを少し落としてもかまいません。その際には、しっかり「Bさんのことを見ている」と伝えることが大切です。

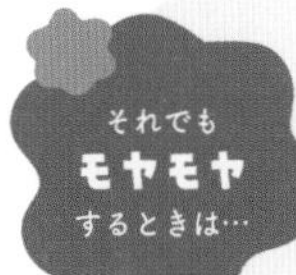

学習のペースを落とすと、他のスタッフに「甘やかしているのでは…」などと言われそうでイヤだな、と思うかもしれません。そうならないように、学習のペースを変更するときは、師長や主任、同僚や他の先輩たちとも事前に相談しておくとよいでしょう。

言葉にしなければ、自分の思いは伝わらない

後輩 Cさん のように、自己学習に意味を見いだせないため、指摘が頭に残らず、同じ失敗を繰り返してしまう人もいます。このような人には、**先輩が業務だけをこなしているように見えている**のかもしれません。看護は、人が人に対して行うケアです。自分が何を大切にしているか、態度だけでなく、言葉で表現し、後輩に伝えてみてください。

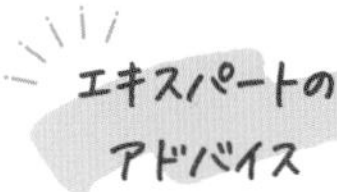

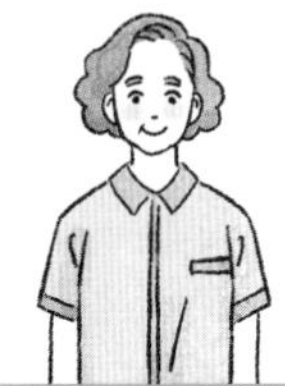

後輩にも、いろいろやりたいことがあるかもしれません。興味のあるテーマの有無を会話のなかから探ってみましょう。

日々の業務でキャパシティがいっぱいの場合には、看護のなかで後輩の「やりたいこと」を見つけられるようにかかわっていきましょう。

（梅田佳帆）

参考文献

1）Knowles M著，堀薫夫，三輪健二訳：成人教育の現代的実践 ペダゴジーからアンドラゴジーへ．鳳書房，東京，2012．

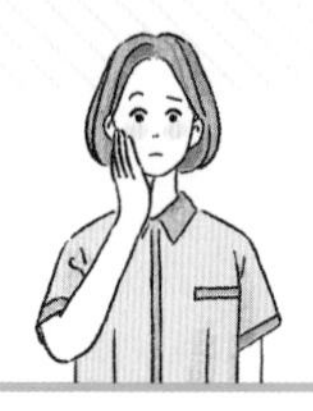

“何をどうしたらいいのかわからない”という悩み

年上の後輩を、どう指導すればいいのかわからない

社会人経験があり、自分より年上の後輩（新人看護師）を指導することになりました。
看護師としての経験はなくても、指導する自分のほうが社会人としては後輩なので、言わなければならないことも、やんわりとしか伝えることができません。
「あまり強く言ったりすると、嫌な気分になるんじゃないだろうか…」ということばかり気になってしまい、どう指導したらいいのか悩んでいます。

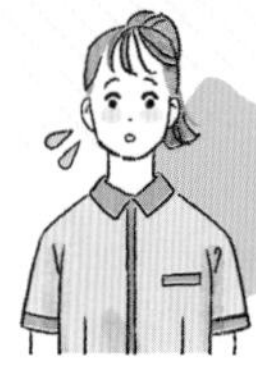

後輩はこう思っているかも…

Aさん ― 先輩に敬遠されている気がする。できて当たり前だと思われているのだとしたら、つらい。

Bさん ― 同期は、もっといろいろ細かいことまで指導されているのに、自分にはあまり指導してくれない。年上の新人にかかわるのは面倒だと思われているのだろうか…。

こうすれば、もっと、うまくいく！

1 他の後輩と同様に、注意すべきところは注意する

なぜなら… 看護の初心者であることに、変わりはないためです。

2 「できているところ」をきちんとほめる

社会人経験のある人は… マナーなどがしっかり身についていることが多く、他の新人の手本となってもらえます。

これは避けたい

気をつかいすぎて、言うべきことを言わない

逆に… 後輩が「自分が至らないせいだ」と落ち込んでしまったり、「これで十分なのだ」と誤って認識してしまう可能性があります。

知っておきたい【知識・理論】

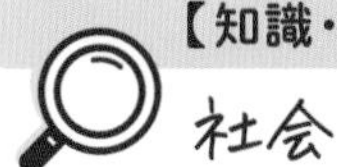

社会人経験者でも「看護の仕事を始めたばかり」なのは変わらない

厚生労働省は、2015年に『看護師養成所における社会人経験者の受け入れ準備・支援のための指針』1)を発表しました。指針によると看護専門学校の学生のうち、約24％が何らかの社会人経験や他の学問領域での学習経験をもつといわれています。こういった経験をもつ後輩は、今後ますます増えていくと考えられます。

社会人経験のある後輩、特に新人看護師は、社会人基礎力が身についており、コミュニケーション能力が高い人が多いです。そのため、教える先輩側にためらいが生じてしまいがちです。

しかし、いくら社会人経験が豊富でも、**看護師経験があるわけではありません**。条件は新卒の新人看護師と変わらないことを忘れないようにしてかかわるべきです。

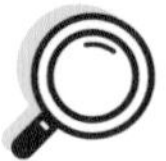

「気をつかって指摘しない」のは、相手への思いやりではない

コミュニケーションの基本はアサーティブネスです。他者の権利を否定せず尊重しながら、自分の権利を守ることを基本にし、無理なく自分を表現することを**アサーティブなコミュニケーション**といいます（図1）。先輩–後輩のコミュニケーションであってもアサーティブネスを心がけ、お互いを尊重したうえで話し合うことが重要です。

図1 コミュニケーションのタイプ

アサーティブ

- 自分の意見や考えを、率直に正直に、相手の立場を考えながら、その場にふさわしい方法で、なごやかに伝えられるタイプ
- アサーティブネスは「相手に配慮した自己主張」のこと

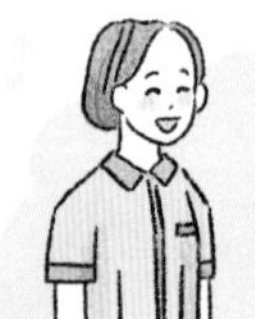
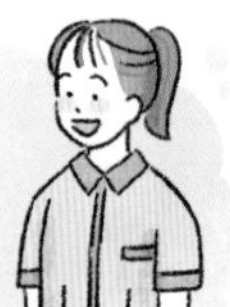

攻撃的タイプ

- 自分の意見をひたすら主張するタイプ
- 相手の気持ちをくみとらず、出された意見を尊重しない
- 結果として自身の主張を通すことができなかったり、相手と良好な関係性を維持できない

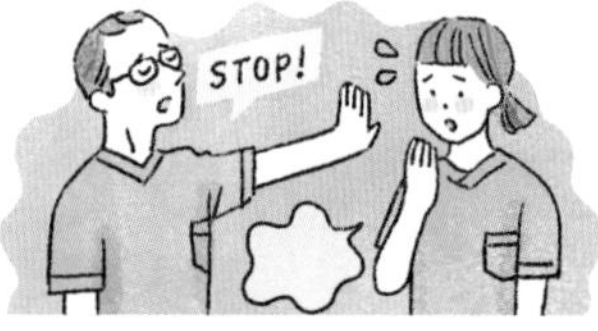

受身的タイプ

- 相手の立場を考え、気持ちをくみとることはできるが、関係性の悪化を怖れて自己主張ができないタイプ
- 「嫌われたくない」「もめたくない」「ひとりぼっちになりたくない」という不安をもつ

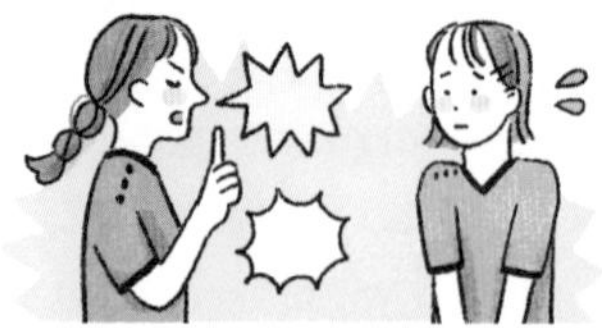

作為的タイプ

- 言葉ではなく、態度や雰囲気などから「相手に察してもらおう」とするタイプ
- 自分の気持ちを直接言葉にしないので、嫌味っぽかったり、第三者を介して自己主張しようとしたりする

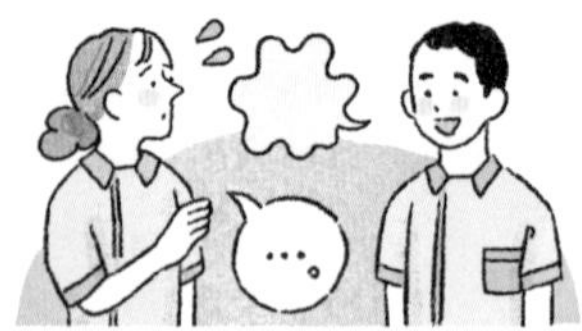

先輩側の気づかいが裏目に出てしまうこともあります。他の同期にはくだけた口調で指導している先輩が、自分にだけ敬語で指導していたら、疎外感を感じるでしょう。**後輩 Aさん** が「先輩に敬遠されている」と感じたのは、**年長者に対する過剰な気づかい**だったかもしれません。

誰に対しても「Iメッセージ」は有効

コミュニケーションに関する書籍などで「自分の意見や考えを伝えるときは“Iメッセージ（自分＝Iを主語にする）”を使う」と書かれているのを読んだことはありませんか？

主語を「自分＝I」にするか、「あなた＝You」にするかで、伝わり方は大きく変わります。特に、注意や指摘などをするときにYouメッセージを使うと、相手を責めたり命令したりするような印象ばかりが残りがちです。

やんわりとした指導を繰り返していると、相手が「自分だけちゃんと指導してもらえない」と不満を感じてしまいます。**後輩 Bさん** の例が、まさにそうですね。年上であっても、後輩は「注意すべきところは言ってほしい」と思っています。**「Iメッセージ」を活用**し、自分の気持ちを率直に伝えましょう（図2）。

図2　Iメッセージの活用（例）

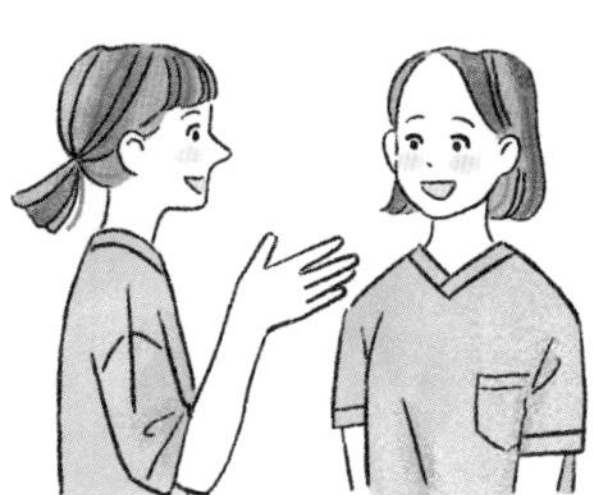
先輩の場合は…
（私は）後輩だけど年上のあなたに、これを言うと、傷ついてしまわないかと思って、心配です
後輩の場合は…
（私は）年上なのに、年下の先輩に迷惑をかけている気がして、不安です

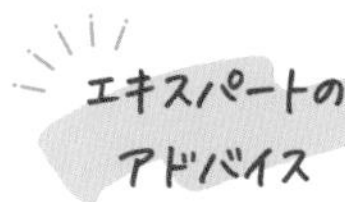

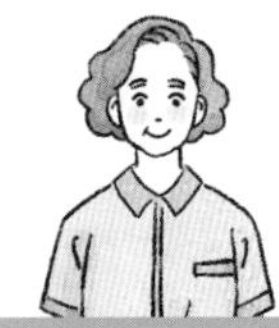

後輩は、みんな平等。年齢などの枠組みにとらわれず、同じ「学習者」として尊重し合いましょう。

（梅田佳帆）

引用文献
1）厚生労働省：看護師養成所における社会人経験者の受け入れ準備・支援のための指針．https://www.mhlw.go.jp/file/06-Seisakujouhou-10800000-Iseikyoku/0000079680.pdf（2023.4.28アクセス）．

参考文献
1）西田朋子：新人看護師の成長を支援するOJT．医学書院，東京，2016：44．
2）井部敏子，高谷尚子，佐々木幾美，他：プリセプターシップ．ライフサポート社，神奈川，2012：64-67．
3）アサーティブジャパン編：伝え方のヒントブック．https://www.assertive.org/communication/（2023.4.28アクセス）．

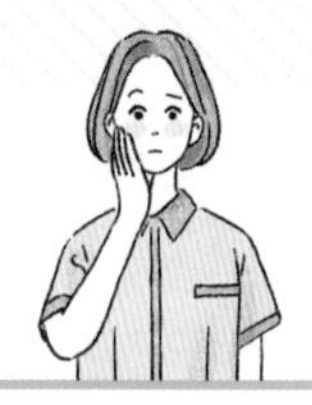

"何をどうしたらいいのかわからない"という悩み

後輩の「なりたい看護師像」がわからない

指導している後輩（新人看護師）が「どんな看護をしたいのか」がわからず、困っています。
今は、業務を学んでいる段階なので、やれることも限られていて、「仕事が楽しい」と思えていないかもしれません。だからこそ、「こんな看護師になりたい」という気持ちがあるなら、その気持ちに沿って指導していきたいし、まだはっきりしていないなら、みつける手伝いをしたいのです。しかし、そういうかかわり方が「押しつけ」にならないか、不安です。

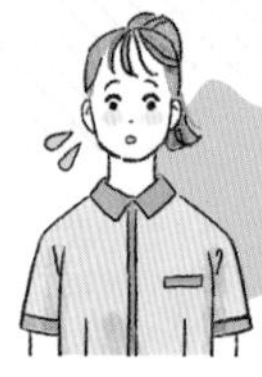

後輩はこう思っているかも…

Aさん ― 日々の業務で精一杯で、夢である「なりたい看護師像」どころではない…。一緒にラウンドするときなどに「あなたのやりたい看護は？」と聞いてほしい。

Bさん ― OJTでは患者さんの話題ばかりでつらい。先輩の看護観や経験を話してもらえたら、もっとがんばろうと思えるのに…。

こうすれば、もっと、うまくいく！

1 自分の「看護観を形成したきっかけとなった経験」や「今後のキャリアについて考えていること」を、後輩に話してみる

「話すこと」による先輩のメリット　後輩育成を通じて、自分の看護観を言語化し、これからどうしていくか考えるきっかけになります。

2 後輩が「今はなりたい看護師像がない」場合には、「自分の好きなケアは何か」を一緒に具体的に考えてみる

これは避けたい

「新人にはまだ早いから」と、難しいケアやかかわりを経験させない

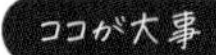

ココが大事　自分の看護実践を見せ、ともに考えることで経験値を上げ、なりたい看護師像をみつける手がかりとしてもらいましょう。

知っておきたい【知識・理論】

「なりたい看護師像＝長期的な目標」ということを共有することが大切

目標管理と聞いて、まっさきに思い浮かぶのは、**病棟や院内の達成目標**ではないでしょうか。これらの目標を、教育係と新人看護師が共有する必要があります。双方で確認し合い、すり合わせ、**その人自身の目標に落とし込んでいく**ことが大切になります（図1［→p34］）。

そのためには、その人が「達成できそう、やればできそう」という目標を段階的に設定し、1つずつステップアップできるようにしていきます。新人看護師であれば「病棟の雰囲気に慣れること→先輩と一緒にケアを実施できるようになること→1人で受け持ちできるようになること」などですね。

しかし、それらはあくまで**一時的なゴール（短期目標）**でしかありません。**後輩 Aさん** のように、短期目標をクリアすることばかりに気を取られ、**なりた**

い看護師像（長期目標）を見失ってしまっては、本末転倒です。だからこそ、「なりたい看護師像」を共有することが重要なのです。

図1 目標の関係性

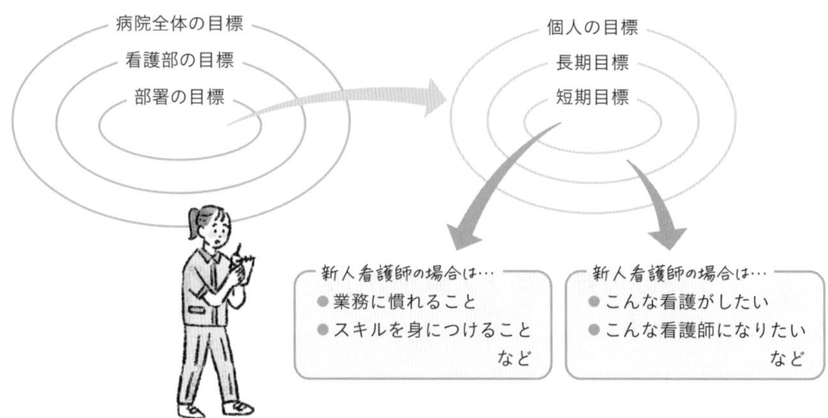

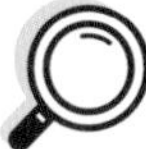

目標を「立てる」だけでは意味がない

目標実現のために**行き着く方法・行動も一緒に考え共有する**ことが重要です。そのために有効なのが、コーチングの基本的な考え方を示したGROWモデルです（図2）。

図2 GROWモデル（Whitmore, 1992）

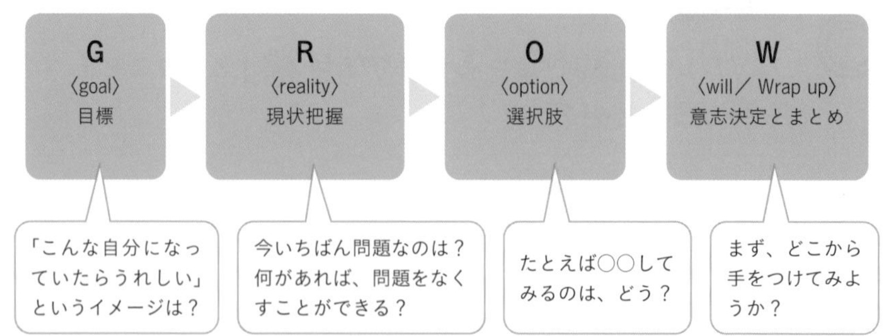

コーチングは「相手の自発的な行動を引き出すことで目標達成に導く」手法で、先輩が押しつけるのではなく、後輩自身が考えて行動するようにはたらきかけるため、後輩のやる気につながります。

こういったかかわりのなかから「なりたい看護師像」が見えてくることもあります。

「なりたい看護師像」がまだない後輩に、「先輩の経験」を話すのは有効

たとえ、今は「なりたい看護師像」がなかったとしても、焦る必要はありません。看護実践を重ねるなかで、徐々に見えてくる場合もあります。

筆者も、**後輩 Aさん** のように、業務をこなすことで精一杯で、なりたい看護師像など考えられない状態の新人看護師を指導したことがあります。この看護師は、2年目に入ったころから徐々に学ぶことの楽しさに目覚め、好きな看護やケアを見つけようと意欲的になりました。まだ、なりたい看護師像は見つけられていないようですが、「先輩が、うまく自分の気持ちを表現できない患者さんをサポートしているのを見て、自分も同じようにサポートできるようになりたいと感じた」と話してくれました。

新人時代に経験できることは、限られています。**後輩 Bさん** が感じているように、先輩の経験を聞くことも、後輩にとっては大きな学びとなるのです。

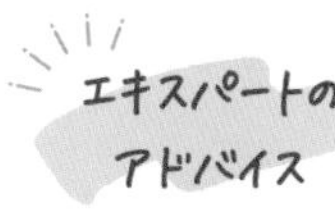

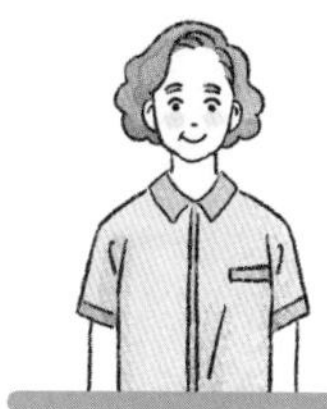

後輩の「目標を共有する」ことは、先輩自身が自らと対話を続けることにつながります。

看護師は、今後をみすえて日々アップデートし続けていくことが求められる専門職であることを、改めて自覚しましょう。

（梅田佳帆）

参考文献
1）西田朋子：新人看護師の成長を支援するOJT．医学書院，東京，2016：101-109．
2）Whitmore J著，真下圭訳：潜在能力をひきだすコーチングの技術．日本能率協会マネジメントセンター，東京，1995．

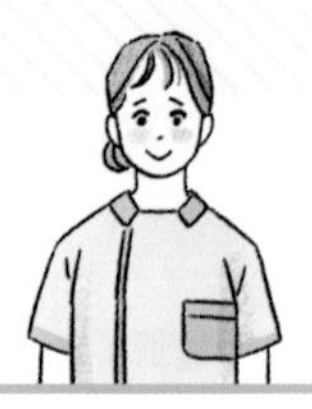

“コミュニケーションをどうとれば…”という悩み

「怒ってはいけない」と言われると、どう注意すればいいのかわからない

ここ最近、新人・若手看護師の指導をするときには「怒ってはいけない」というのが看護部のトレンドです。そのため、注意したい点があっても“怒られた”と受け取られてしまうような気がして、オブラートに包んだような言い方をしてしまいます。
ちょっと指摘しただけで落ち込んでしまったり、泣いてしまう人もいるので、どのような言い方をすれば注意を受け入れてもらえるのか、わからなくなってしまいました。

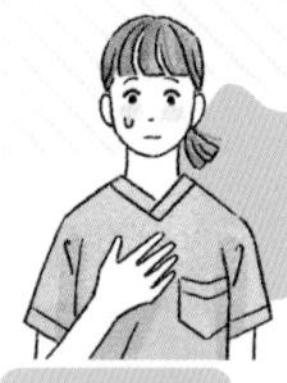

後輩はこう思っているかも…

Aさん ― どなられたり、嫌味を言われたりするのは嫌だけれど、注意されるのが嫌なわけではないのに…。

Bさん ― できていないから、注意されるのは当たり前。でも「あえて厳しいことを言うけど」と前置きすれば、何を言ってもいいと思っている先輩の指導を受けるのはつらい。

Cさん ― 自分たちがいるときには特に何も言わないのに、ナースステーションで他の先輩と「知らないって怖いよね。あのとき…」などと大声で会話している。自分たちが力不足なのはわかっているけれど、つらい。

こうすれば、もっと、うまくいく！

1 冷静に「なぜ、そのことをやってしまったのか」聞く

なぜなら… 後輩が落ち込むのは「大声でどなられた」「高圧的な態度をとられた」など、感情的なことであるためです。冷静に指摘すれば受け入れやすくなります。

2 何がよくなかったのか、何に気をつけなければならなかったのか、一緒に振り返る

✕ これは避けたい

理由を言わずに「○○したらダメ」とだけ言う

なぜなら… 「なぜダメか」を伝えないと身につかないからです。「ダメな理由は自分で考えて」という指導スタイルは、現代では通用しないと考えたほうがよいでしょう。

＼知っておきたい／
【知識・理論】

「一方的に注意するだけ」だと、内容よりも嫌な気持ちしか残らない

どんなに忙しくても、患者さんの命にかかわる重大なこと（ミスやヒヤリハット）は、起こしてはいけません。もし、後輩が起こしてしまったミスが重大なことであった場合、注意するのは教育係の務めです。

このような場合、一方的に注意するのではなく「このミスやヒヤリハットによって、最悪の場合、何が起きてしまうのか」を一緒に考えましょう。理解できていた場合はしっかり肯定し、理解できていなかった場合は重要性を説明し、理解してもらう必要があります。

後輩のなかには「自分と同じミスをしても、先輩はこんなに注意されないのに…」と受け取る人がいるかもしれません。しかし、それは多くの場合、先輩がすでにそのリスクを知っているからなのです。

「注意する」ときは冷静に、簡潔に伝える

後輩が誤ったことをしていたら、当然、注意しなければなりません。しかし「注意したらひどく落ち込んでしまった…」「注意したら不機嫌になって…」などと悩んでいる教育係も少なくありません。これは「伝え方」をちょっと変えるだけで解決できることが多いです。

後輩に限らず、誰かを注意する際には特に、**相手が受け取りやすい伝え方**を意識する必要があります（図1）。**後輩** **Aさん** **Bさん** の言うように、大きな声や高圧的な態度では、本当に伝えたいことが、相手に伝わらないためです。

図1 受け取りやすい伝え方

このプロセスをていねいに進めると「話を受け取ろう」とする状態が整います

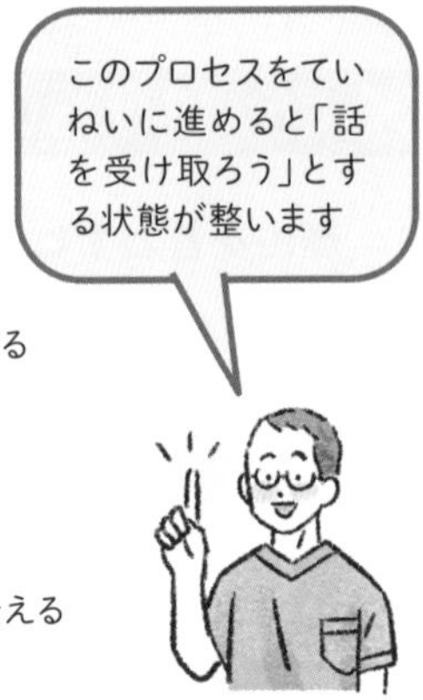

1 後輩を観察し、話を傾聴する

- 「なぜ、そのような行動をとったのか」を後輩に確認する
- 確認するときは、落ち着いて話す

ポイント 責めるようなニュアンスにならないよう注意する

↓

2 後輩を承認する

- 「ここまではよかった（問題なかった）」と認める

ポイント 全部がダメと言っているわけではないことを伝える

↓

3 後輩の状態や心中を理解していることを伝える

- 言葉はもちろん、態度やしぐさでも表現する

ポイント 「否定された」と後輩に感じさせないために重要

↓

4 後輩への要求（改善点）を伝える

- 改善点は、感情的にならず、簡潔に伝える

↓

5 後輩が指導を受けて行動したら感謝を伝える

- 「できたこと」をほめる

長所やできているところを認めながら、**冷静・簡潔に要求を伝える**と、後輩も「自分を尊重してくれている」と感じられます。そのことが、自主的に動くモチベーションにつながります。

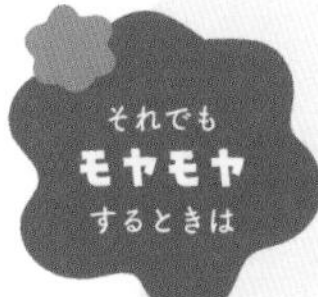

筆者は「なぜ○○をやってしまったのか尋ねたら“わからない”“以前、教わったとおりにやっただけ”と言われて困ってしまった」という教育係の悩みを聞いたことがあります。この場合は、もう少し細かく、順番に確認してみましょう。

「わからない」と言われた場合は、疾患がわからなかったのか、なぜこのケアが求められているのか、などを１つずつ聞いてみて、抜けているところを補足していきます。

「以前、教わったとおりにやっただけ」と言われた場合は、教わったとおりのケアの内容を、最初から最後まで確認し、間違いがないか照らし合わせていくと、抜けているところを把握できます。

後輩のミスを雑談の話題にしない

後輩 Cさん のように「先輩たちが、本人のいないところで、同期の失敗談や知識不足について笑いながら話しているのを聞いてしまった…」という体験をもつ人もいます。

誰でも、自分のいないところで、自分の失敗談を吹聴されるのは嫌なものです。こういった行動は、心理的安全性を阻害するので、やめましょう。

ナースステーションや休憩室は「公の場」であることを、忘れてはいけません。

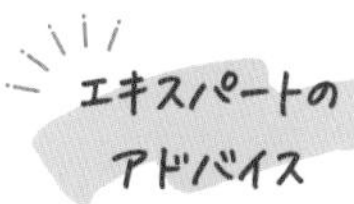

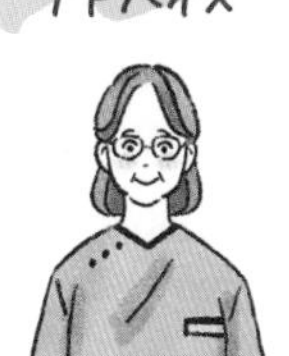

「怒る＝叱る」ではありません！

間違っていることは伝えて、次の行動を修正できるようにかかわりましょう。

（梅田佳帆）

参考文献
1）三浦将，井川由香里：スタッフのセルフマネジメント力を育てる10のメソッド 第７回 相手の受け取り方を意識して要求を伝える．看護展望 2021；46（8）：748-751．

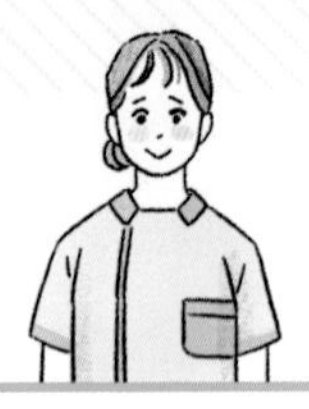

“コミュニケーションをどうとれば…”という悩み

「ほめて伸ばす」と言われても、どうほめればいいのかわからない

後輩（新人看護師）の「ほめ方」について悩んでいます。看護部は「ほめて伸ばす」方針なので、できたこと・よかったことをみつけたらほめるようにしていますが、実際には注意することのほうが多いです。
後輩が、ほめられたときに“わざとらしいな…”と感じているような気がして不安です。

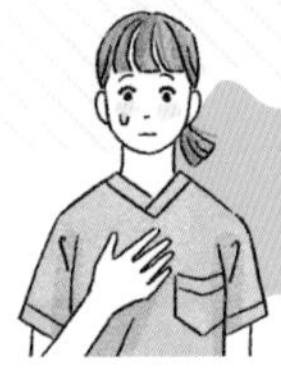

後輩はこう思っているかも…

Aさん ― ささいなケアに気づいた先輩が、さりげなくほめてくれたり、「やってくれてありがとう」と伝えてくれたりするとうれしい。自分がやったことを、誰かが見ていて認めてくれると、次もがんばろうと思える。

Bさん ― 教育係ではない先輩から「患者さんや先輩がほめていたよ」と聞いたときは、先輩が自分のことに関心をもってくれていると感じられて、うれしかった。

Cさん ― 「えらい」「すごい」などと口先だけでほめられると、なんだかバカにされているように感じてしまう。

こうすれば、もっと、うまくいく！

1 以前と比べて「できるようになったこと」などを伝える

例えば… はじめて実施する技術がうまくいったことなど、小さなことからほめます。

2 具体的にどこがよかったかを伝え、本人が「できた」と思うことを聞いて共有する

なぜなら… できたところなどが共有できれば、できなかったところも共有しやすくなるためです。

× これは避けたい

具体的に伝えず、抽象的な表現でほめる

ポイントは… 「ほめて伸ばす＝叱ってはいけない」ではありません。「できたことを承認する＝肯定的フィードバック＝ほめる」ととらえると、ちょうどいいかもしれません。

知っておきたい【知識・理論】

「ほめること＝肯定的なフィードバック」である

看護の現場では、指摘や注意（否定的フィードバック）はよく行われますが、できていることの言語化（肯定的フィードバック）は、あまり行われません。

実施した看護や「何かを考えられた」ことの意味に気づけるようになるためには、教育係からの**肯定的フィードバック**を主軸とした双方向のやり取りを重ねることが重要です。これが「ほめて伸ばす」という考え方の基盤です。

近年、**ワーク・エンゲイジメント**という考え方に注目が集まっています（図1［→p42］）。ワーク・エンゲイジメントは、仕事に関連するポジティブで充実した心理状態のことで、以下の３つの要素がそろった状態であるのが特徴です。

ワーク・エンゲイジメントの３要素

❶ 仕事に誇りややりがいを感じている（熱意）
❷ 日々、仕事に熱心に取り組んでいる（没頭）
❸ 仕事から活力を得ていきいきとしている（活力）

図1　ワーク・エンゲイジメントと関連する概念

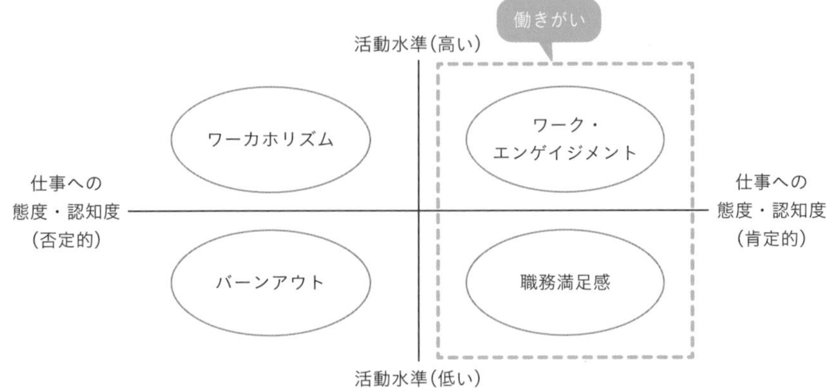

島津明人：職業性ストレスとワーク・エンゲイジメント．ストレス科学研究 2010；25：2．より一部改変のうえ転載

後輩、特に新人看護師は、まだ、自分が行った看護について「自分自身で**意味を見いだし**、それを**やりがいにつなげる**」ことが難しい状態にあります。つまり、ワーク・エンゲージメントを高めるためには、こまやかな肯定的フィードバックが必要だということです（表1）。

表1　肯定的フィードバック(例)

- 勤務を交代した先輩に、患者さんの整容や環境整備などについて「きれいになっているね。忙しいのにありがとう」と言ってもらえた。
- 先輩に「患者さんが、あなたと話すのが楽しみだと言っていたよ。患者さんと向き合っているんだね」とほめられた。
- できなくて落ち込んでいたときに「今はできていなくても、ポイントがわかっているなら、できるようになるよ」と先の見とおしを伝えてくれた。

後輩 Aさん の言うように、教育係にほめられる（肯定的フィードバックを受ける）ことは、非常に効果的です。しかし、**後輩 Bさん** の言うように、教育係ではない先輩（自分のことを見ていないと思っていた先輩）からほめられることも、大きな効果をもたらします。

筆者は“できていることを肯定したくても、どうしても注意点ばかりが目についてしまい、ほめるべき点をみつけられない…”という指導係の悩みを聞いたことがあります。そのように感じたときは「新人看護師は、看護の初心者である」という事実を思い出してください。経験を重ねた自分たちにとっては「できて当然」のことでも、後輩にとってはそうではないのだ、と考えると、いろいろ見えてきませんか？

ほめることは大事ですが、なんでもかんでもほめればいい、というわけではありません。気持ちを伴わないほめ言葉は、相手を尊重していない、というメッセージとなってしまいます。後輩 Cさん が「バカにされた」と感じるのも、無理もありません。

後輩との心理・社会的な距離を縮めることも大切

ワーク・エンゲイジメントを高めるためには、うまく「オン/オフを切り替える」ことも大切です。申し送り終了時などに、後輩が「気になったこと、つらかったこと」などを表出できる時間をつくるなど、**仕事の悩みは職場に置いて帰れる**よう配慮しましょう。

日常のコミュニケーションの量と質を高めることも重要です。職場が「どれほど話しやすい環境なのか」を示すことで、コミュニケーションの量と質が上がります。仕事中に悩んだとき、教育係自身が他の先輩にどのように相談しているのか、その様子を見てもらうとよいでしょう。また、患者さんの対応などで困ったときや、愚痴があるとき、後輩に「ちょっと聞いてほしいんだけど…」と話してみるのもよいと思います。

また、思いを汲んだ対応や環境調整を行いましょう。同僚や先輩たちと**リラックスして話せる場**を確保したり、安心して帰省できるルールをつくったりすることも重要です。若手看護師のなかには、帰省がメンタルヘルスにとって重要な意味をもつ人は少なくないためです。

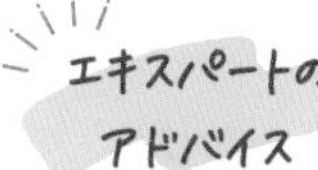

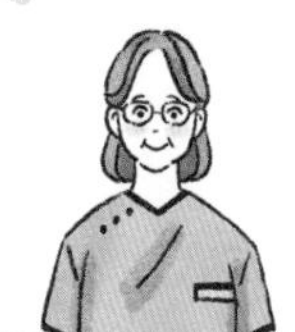

「看護師なら当然できるよね？」という姿勢ではなく、相手の思いを汲んだ対応を心がけましょう。

注意するときは、具体的に「どうすればよくなるか」をフィードバックすると、後輩のやる気を持続できます。

（梅田佳帆）

参考文献
1）厚生労働省：令和元年版 労働経済の分析－人手不足の下での「働き方」をめぐる課題について－．https://www.mhlw.go.jp/stf/wp/hakusyo/roudou/19/19-1.html（2023.4.28アクセス）．
2）佐藤百合，三木明子：病院看護師における仕事のストレス要因，コーピング特性，社会的支援がワーク・エンゲイジメントに及ぼす影響―経験年数別の比較―．労働科学 2014；90（1）：14-25．

先輩の悩み

08

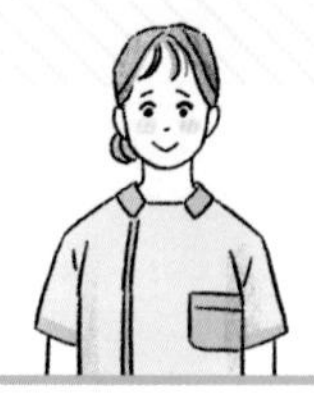

“コミュニケーションを
どうとれば…”という悩み

雑談に加わろうとしない後輩に、どう接すればいいかわからない

休憩中やちょっと手が空いたときなどには、意識的に後輩たちと雑談をするよう心がけています。ときには、プライベートな話で盛り上がることも…。でも、いま指導を担当している新人看護師が、そういうときに話に入ってくることはありません。
「プライベートの話を先輩としたくない」と思っているかもしれない…と思うと、どう対応したらいいか迷います。

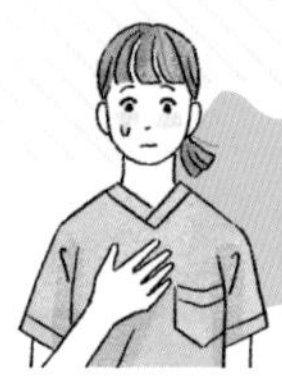

後輩はこう思っているかも…

Aさん — 休憩中などには、先輩と日常的な会話ができたらなじみやすいけれど、自分からは話しかけづらい。先輩のほうから話しかけてくれないかな。

Bさん — プライベートな話題を根掘り葉掘り聞かれるのは嫌だけれど、ひとりぼっちで過ごすのはつらい。

Cさん — 自分は落ちこぼれだから、同期と一緒の場だと、先輩とうまく話せない。

こうすれば、もっと、うまくいく！

1 意図的に「おしゃべりタイム」を設けて、仕事以外の話をする

なぜなら… コロナ禍の影響で、休憩室の人数制限などが設けられたため、休憩中に雑談しにくい状況にあります。新人看護師が主役の「おしゃべりタイム」をつくるなど、孤立させないような環境をつくりましょう。

2 先輩自身の体験談などをきっかけに、新人看護師が話しやすい空気をつくる

ポイントは… 「どんな話をするか」が大切なのではなく、「この先輩になら話せそう」と思ってもらうことが大切です。

✕ これは避けたい

「あの人は、ひとりでいたい人だから…」と放っておく

なぜなら… 医療はチームで行うもの。気軽に会話できる関係性をつくっておくことが、信頼関係の第一歩となります。

知っておきたい【知識・理論】

雑談はコミュニケーションの入口となる

コロナ禍に入り、部署の職員間の**コミュニケーションが不足**しています。

特に入職したばかりの新人看護師は、仕事にも病棟にも慣れておらず、どこか**居心地の悪さ**を感じています。人は、居場所を得ることでアイデンティティの感覚をつかみとるといわれています。つまり、居心地が悪いと感じている人は、**アイデンティティの危機**に陥っている可能性があるのです。そのため、新人看護師が居場所を獲得できるよう、先輩たちが配慮することが必要です。

後輩にとって、自分から先輩に話しかけるのは、なかなかハードルの高い行為です。**後輩 Aさん** の言うように、先輩のほうから話しかけてみてください。

「雑談＝プライベートな話」ではない

雑談は大切ですが、プライベートな人間関係や趣味などについて、むやみに踏み込むのは避けたほうがよいと思います。**後輩 Bさん** の言うように、かえって気軽に会話できなくなってしまう可能性があるためです。

ポイントは、**役割をもち社会とつながること**です。特に、入職したばかりの新人看護師は、休憩室の「どこに座ったらいいのか」もわかりません。雑談の形をとりつつ、休憩室で座っていい場所を伝える、お菓子をシェアしたり、ちょっとした愚痴を聞いてもらったりして、新人看護師が「ここにいていいのだ」と思える場所を提供するよう心がけます。

「ちょっとした仕事を頼むこと」も居場所づくりにつながる

雑談とはちょっと話題がそれますが、新人看護師でもできる役割を明確にして、**できる仕事は依頼して任せる**ことが居場所の獲得につながります。

依頼したいこと（例）

シャドーイングの段階ならば

★車椅子を押してもらう、荷物を持ってもらうなど

自立した技術・ケアがあるなら

★「この患者さんの採血をしてきて」など、1人で実施してもらう

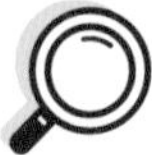

孤立は早期の離職を招く

新人看護師の「やめたい気持ち」が高まる時期は、2回あるといわれています（図1）。特に、入職して1〜2か月ごろは、うまくいかないことも多く、何をどうすれば乗り越えられるか悩む時期です。

先輩看護師と雑談できるような関係を築けていなくても、同期で愚痴を言い合ってリフレッシュできていればまだよいのですが、**同期をライバル**としてとらえている人もいます。**後輩 Cさん** のように、先輩と1対1なら話せても、同期が一緒だと話しづらいと感じている人もいます。

相談できる相手がいない状況に置かれた新人看護師は、ストレスフルな状況に陥ることになり、“つらい→退職しよう”とすぐに判断してしまいがちです。

だからこそ、**新人看護師へのメンタルヘルスフォロー**が必要です。キャリアカウンセリング、臨床心理士の活用、集合研修・グループワークの強化を行うとともに、部署内における新人看護師支援の強化も行いましょう。雑談は、その第一歩になるともいえます。

図1 新人看護師の「やめたい気持ち」の変化

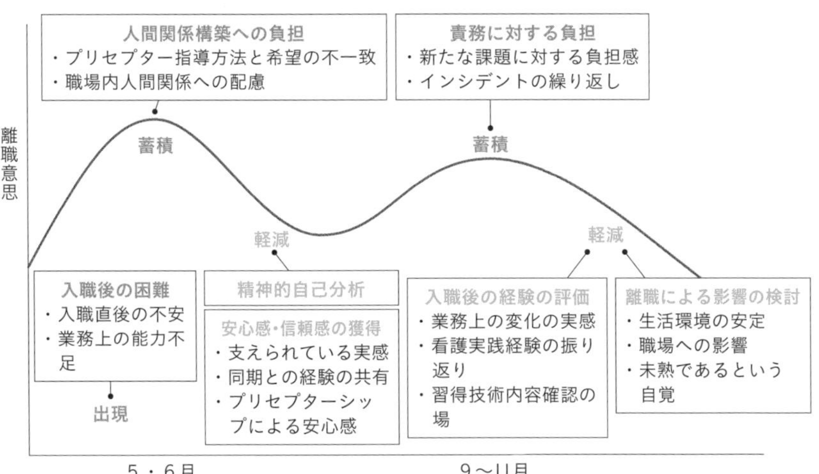

竹内久美子, 井部俊子：新卒看護師の「やめたい気持ち」はどのように変化するか. HANDS-ON 2006；1（3）：46-49. より引用

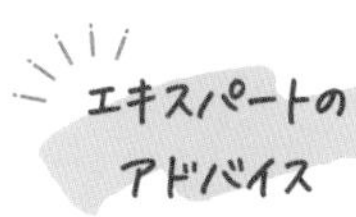

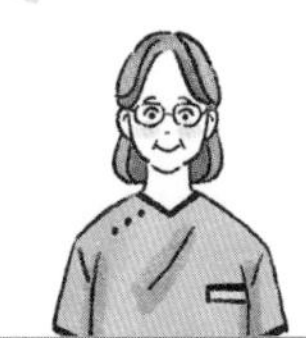

先輩のほうから積極的に話しかけるようにして、雑談できる関係性をつくりましょう。

（梅田佳帆）

参考文献
1）西田朋子：新人看護師の成長を支援するOJT. 医学書院, 東京, 2016：78-80.
2）谷口陽子：コロナ禍における新人看護職員のソーシャルサポート—集合研修・キャリアカウンセリングを活用したメンタルフォロー. 看護展望 2021；46（8）：36-39.
3）Erikson EH著, 中島由恵訳：アイデンティティ：青年と危機. 新曜社, 東京, 2017.

先輩の悩み

09

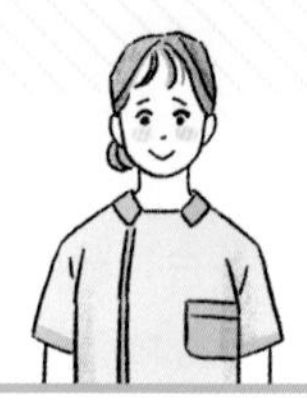

“コミュニケーションをどうとれば…”という悩み

指導中に泣かれると、どうしたらいいかわからない

後輩（新人看護師）に指導をしているとき、たびたび泣かれてしまうことに悩んでいます。
“自分の口調が強すぎて、威圧的になっているのかも…”と思い、なるべく落ち着いたトーンでゆっくり注意するようにしても、あまり効果がありません。泣かれてしまうと、気持ちを落ち着かせるので手一杯になってしまい、肝心の「大切なこと」を伝えることができないので、悩んでいます。

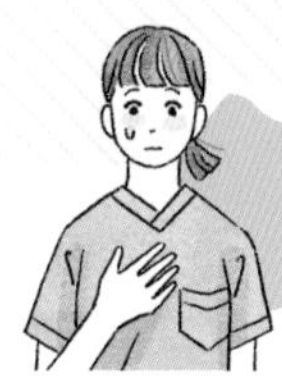

後輩はこう思っているかも…

Aさん ― また怒られた…。大声で怒られるのは怖くて嫌だ。

Bさん ― ケアがうまくできず、できない自分が不甲斐なくてたまらない…。

Cさん ― 患者さんの急変を目の当たりにして、怖くなり、頭が真っ白になってしまって気づいたら泣いていた。

こうすれば、もっと、うまくいく！

1 気持ちが落ち着いたら、泣いてしまう「理由」を一緒に考える

なぜなら…　泣いているときは興奮状態にあるので、本人もなぜ泣いているのかわからないことがあるためです。怒られたと感じて泣いているのか、ケアがうまくできずに泣いているのか、それによって、その後のフォローのしかたが異なるため、理由を把握することが大切です。

2 自分の口調・態度が厳しすぎないか、同僚に聞いてみる

なぜなら…　自分の話し方・態度を客観的に見るのは難しいからです。気をつけているつもりでも、威圧的になってしまっている可能性がないか、周囲に聞いてみるのもよいでしょう。

✕ これは避けたい

追い込むような声かけはしない

例えば…　「泣いても何も変わらないよ」などと言ったり、かまわず指摘を続けたりすると、追い込まれるような気分になってしまいます。

＼知っておきたい／
【知識・理論】

後輩は日々「できない自分」を痛感している

後輩、特に新人看護師は、臨床で働きはじめたばかりです。知識も技術も不足していることを実感し、つらい気持ちになりながら、日々、先輩たちの注意や指摘を受け、**ストレスを感じている**状態にあります。

そのため、後輩のストレス因子にならないよう、まずは「失敗したときや、知識が足りないことへのフォローがある」「いつでも相談してもいい」という**サポーティブな雰囲気**をつくることが重要です。そのうえで、**ブルームのタキソノミー**と呼ばれる概念に沿った支援を行うことが効果的です。

その人に適した目標を設定することが大切

ブルームのタキソノミー（改訂版タキソノミー、図1）は、教育目標を「認知（あたま）」「情意（こころ）」「精神運動（からだ）」の３つの領域に分け、それぞれの段階を示したものです。

図1　ブルームのタキソノミー（改訂版タキソノミー）

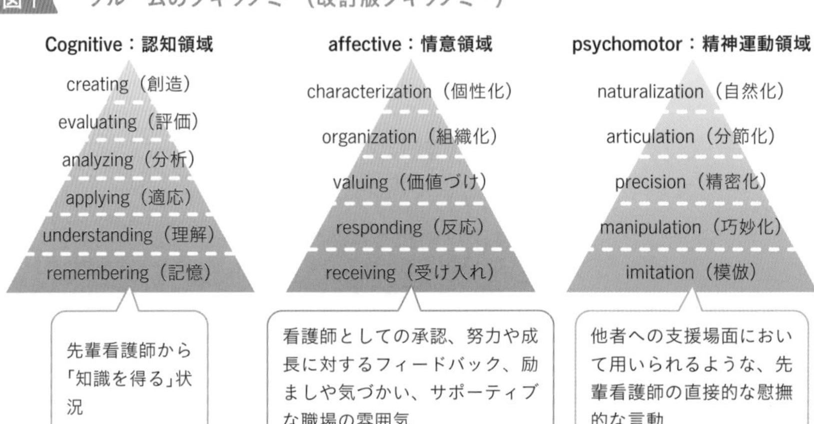

Anderson LW & Krathwohl DR, ed. A taxonomy for learning, teaching, and assessing: A revision of Bloom's taxonomy of educational objectives. Allyn and Bacon, Boston, 2001.をもとに作成

後輩指導の場面では、認知領域の目標段階ははっきりしていても、他の２領域の目標があいまいになっていることが多いです。この２領域については、職場の雰囲気なども関連してくるため、教育係が１人で抱え込まず、主任や師長、同僚を巻き込んで、スタッフみんなで取り組む必要があります。

「泣いてしまった理由」によって、対応はどう変わる？

例えば、**後輩 Aさん** のように「怒られた」と感じて泣いてしまう人は、毎日追加される新しい知識やケアを記憶することで頭がいっぱいです。そのため、何か指摘されると「怒られた！」と感じてしまいます。しかし、**なぜ指摘や注意をしたのか、真摯に伝える**ことが必要です。「この点滴の優先順位を下げたことで、患者さんの容体が悪くなるリスクがあるよ」「ここで見守りをしていなかったら、転倒していたかもしれないよ」などと、冷静に簡潔に伝えてください。

一方、**後輩 Bさん** のように「ケアがうまくできずに」泣いてしまう人は、理解はできているものの、それを患者さんに実施できていない（＝適応できていない）状態だと考えられます。気持ちが落ち着いた段階で、できていたこと・できなかったことを振り返りましょう。

後輩 Cさん のように、イレギュラーなこと（急変やクレームなど）が生じ、頭が真っ白になって何もできなかった場合には、本当は何をしたかったのか、何をするべきだったのか、**一緒に考えます**。急変時には「まずは人を呼ぶ」ことを伝えることや、迷わず人を呼べるよう、困ったときは先輩をいくら頼ってもいいのだという環境をつくることも大切です。もし、自分が新人だったころ、同様の経験があれば、何もできず泣いてしまった話などを、振り返りの最後に話してもよいかもしれません。

指導時に「自分が感情的になっていないか」を、客観的に確認する

怒りにまかせ、強い口調で厳しく伝えることは簡単です。しかし、それは、指導する自分の余裕のなさの表れでもあります。**どんなに大事なポイントであっても、一呼吸置いてから**支援をしましょう。

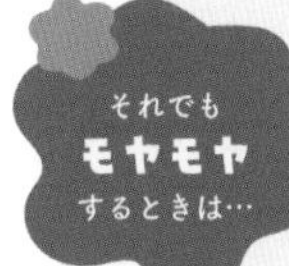

落ち着いたトーンで伝えたつもりなのに泣かれてしまった場合には、言い方に一工夫してみるとよいでしょう。

例えば「どうして○○をやってしまったの？」という言い方をすると、ネガティブな印象になります。「△△が○○になっているけど、何かあった？」「あの患者さんのことで、困ったことはあった？」という聞き方をしてみるとよいかもしれません。相手が受け取りやすい伝え方（→ p 38）を心がけることが大切です。

なお怒りをがまんするあまり、嫌味っぽくなってしまっている場合もあります。関係性の悪化につながるので、気をつけてください。

仮に、感情的な伝え方をしてしまった場合でも、後輩を承認することを忘れてはいけません。「大変ななか、よくやっている」「忙しくても、これをやってくれてありがとう」「難しいことをやろうとしてくれてうれしい」などが伝えられるといいですね。

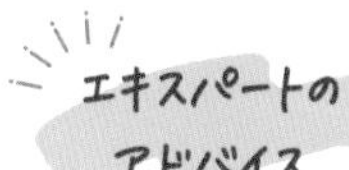

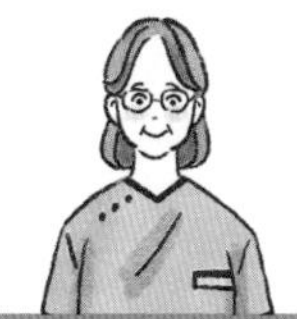

先輩の「何気ない声かけ」や、病棟の雰囲気が後輩の支援につながっていることを理解しましょう。

ほんとうに「相手を思って」出た言葉は、厳しくても伝わります。ただし、後のフォローを忘れないようにしましょう。

（梅田佳帆）

参考文献
1）久留島美紀子：新人看護師が先輩看護師から受けた効果的な支援．人間看護学研究 2004；3：39-42．

先輩の悩み
10

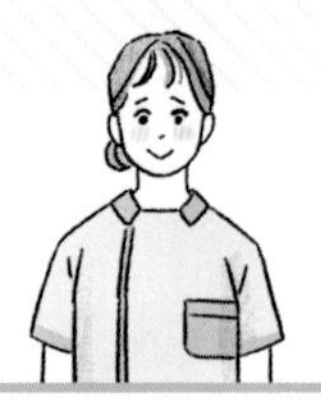

“コミュニケーションをどうとれば…”という悩み

元気のない後輩に声をかけても、「大丈夫です」としか言わない

もうすぐ入職後1年になる後輩の様子が気になっています。何となくしょんぼりしていて、元気がないのです。徐々に仕事の負担も増え、つらくなってくる時期だからかも…と思い、勤務の合間に「最近、元気がないけれど、大丈夫？」と声をかけましたが、「大丈夫です」と答えるだけで、気持ちを話してはくれません。
勤務中でも、困ったような表情をしていると「何かある？ 大丈夫？」と聞いていますが、答えはいつも「大丈夫です」の一言しかありません。
悩みやつらさがあるなら聞いてあげたいし、アドバイスできることはしてあげたいのですが、話してくれないことには何もできず、はがゆい気持ちです。せめて、誰か他の人に相談できていればいいのですが…。

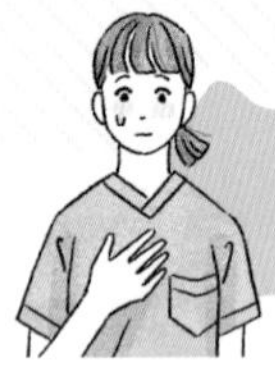

後輩はこう思っているかも…

Aさん — 「大丈夫?」と聞かれたら、「大丈夫ではない」とはいいづらい。

Bさん — 勤務中は業務をこなすことに必死で、それどころではない。それに、正直に「困っている」と言ったら「勉強不足だから」などと怒られるんじゃないかと不安。

こうすれば、きっと、うまくいく！

1 **勤務の合間ではなく、勤務後に話を聞く。「後輩が答えやすい声かけ」を意識する**

例えば… 「いま、困っていることはある？」「いま、滞っていることはある？」などと具体的に聞く。

2 **定期的に進捗を確認したり、声をかけたりして、後輩自身が、自分の心身の状態を自分で考えられるようにかかわる**

✕ これは避けたい

①「もっとがんばれ」などと励ます
②「聞いても、何も言わないし…」と声かけを控えてしまう
③ 後から「○○は、なんでできていないの？」と聞く

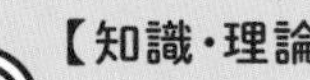

「大丈夫？」という質問に適切に答えるのは難しい

後輩 Aさん の言うように、教育係に「大丈夫？」と聞かれたとき、素直に「大丈夫ではない、困っている」と答えるのは、なかなかハードルが高いものです。

- 以前、指導されたことがある内容のことは聞きづらい
- 困っていると言ったら「勉強不足」などと怒られそうだから聞きづらい
- 忙しそうな先輩の邪魔をすると怒られそうだから聞きづらい

など、その背景は、さまざまです。声をかけるときには「最近、夜勤が始まったけれど、身体の調子を崩してはいない？」など、答えやすい質問を心がけましょう。

職場の心理的安全性を高め、後輩が**助けを求めやすい雰囲気**をつくることも大切です。

返事の「内容」だけではなく、声音や様子も見る

たとえ「大丈夫です」「困っていることはありません」としか言われなくても、定期的な声かけは、**後輩の状況把握**につながります。

その「大丈夫です」の声色が、いつもと違って暗かったり、疲れた様子だったりはしませんか？ **いつもと比較してどうか**を考えられるようになるためには、**定期的な声かけ**が重要です。たとえ話す時間が取れなかったとしても「あなたのことを気にかけている」というメッセージとして伝わることでしょう。

声かけのタイミングも重要

後輩が、最も思いを吐露しやすいのは、**すべての業務が終わった後**です。**後輩 Bさん** の言うように、仕事中は「ミスしてはいけない」「次は○○の処置を行って…」など、業務のことでいっぱいで、他のことを考える余裕がない人も、少なくないからです。

コロナ禍で、歓迎会などのフォーマルな行事や、飲み会をはじめとするインフォーマルな交流の機会が減り、雑談も難しくなってきています。だからこそ、**意図的にコミュニケーション**をとるよう、教育係が意識することが大切です。勤務終了後、話を聞く時間をつくることは、とても効果的です。

毎日でなくてもかまいません。「先週よりつらそうだな」「昨日より報告が少なかったけれど、うまくやれているのかな」などと思った日の終業後、5～10分程度でいいので、「今日○時ごろ話がしっかり聞けていないように見えたけど、夜は眠れている？」「休憩はちゃんと取れている？」「困ったことはある？」などと話しかけてみてください。

後輩がうまく話せないときは「休みの日は何をしているの？」などと聞いてみてもよいでしょう。勉強も大切ですが、休日にリラックスすることも大切です。

「自分のつらさ」を言語化することが、セルフケアの第一歩となる

声かけの目的は「その場でストレスをなくすこと」ではなく、後輩が「自分の

つらさに気づき、自ら語れるようになること」です。そのことが、**ストレスに対するセルフケア能力の向上**につながります。この能力の獲得は、離職防止のためにも重要です。

ただし、メンタルヘルス不調を示唆するサインが見られたら、主任や師長に報告しましょう（表1）。メンタルヘルスサポートの受診など、何らかの対処が必要になることもあります。

表1 メンタルヘルス不調を示唆する変化

業務上の変化	●遅刻、早退、欠勤が増えた ●小さなことを含むミスが増えた ●締め切りを守れなくなった ●仕事を1人で抱えることが増えた	●業務能率が低下した ●指示を忘れるようになった ●話がまとまらなくなった
コミュニケーションにおける変化	●報告、連絡、相談が円滑でなくなった ●声が小さくなった／強い口調が増えた ●1人でいることを好むようになった ●他責的な言動が増えた	●口数が減った／多弁になった ●「すみません」が増えた
見た目の変化	●身だしなみに気をつかわなくなった ●表情が乏しくなった ●涙ぐむようになった ●行動が雑になった	●整理整頓ができなくなった ●視線を合わせなくなった ●いらいらしていることが増えた ●喫煙数や飲酒量が増えた

福宮智子：セルフケアとラインケアを強化し，メンタルヘルスの不調を予防する．看護展望 2021；46（8）：18．より引用

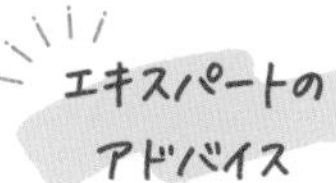

話を聞くときは「勤務後」に。つらさを話してくれたら、まずはねぎらい、自分なりのストレス対処方法を見つけられるようにかかわりましょう。

声かけしやすい雰囲気づくりが大切です。

「自分が後輩をいちばん見ている！」という自信をもってかかわりましょう。

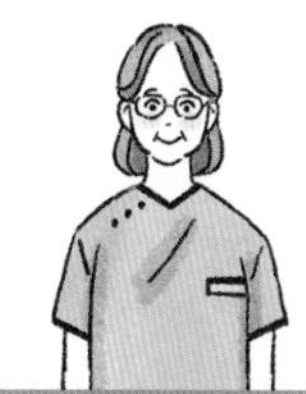

（梅田佳帆）

参考文献
1）井部俊子，高屋尚子，佐々木幾美，他：プリセプターシップ 育てることと育つこと．ライフサポート社，神奈川，2012：43-47．
2）西田朋子：新人看護師の成長を支援するOJT．医学書院，東京，2016：31-32．

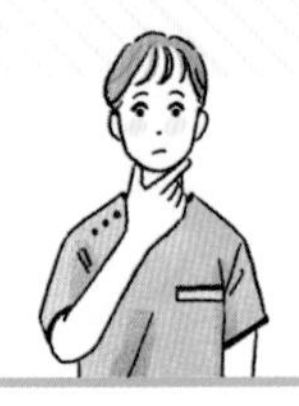

“モチベーションが低い気が…”
という悩み

同じことを何度も説明しているが、一向に改善されない

指導を担当している後輩（新人看護師）は、とにかく仕事を覚えません。説明すると「わかりました」と答えるのですが、次に同じケアを行うときには同じところで手が止まり、再度説明するはめになります。
どこがわからないか言ってくれないと、何も伝えられないので、そのつど声をかけていますが、「大丈夫です」と言うだけです。
メモをとらないから覚えられないのかも…と思い、「メモをとったほうがいいよ」と伝えても、「わかりました」と言うだけで、やろうとしません。メモをもとに振り返りをしないと、身につかないと思うのですが…。

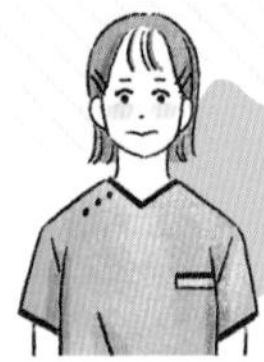

後輩はこう思っているかも…

Aさん — 全部がわからなすぎて、「わからないところ」がわからない…。先輩が一緒に振り返って、「ここがわからないんだね」と教えてくれたらいいのに。

Bさん — メモをとろうと思っても、先輩の説明が早すぎて追いつかない。もっとゆっくり説明してくれたら、ちゃんとメモもとるのに。

こうすれば、もっと、うまくいく！

1 教えっぱなしにせず、早めに「一緒に振り返る時間」をつくる

振り返りでは… 次に実施するとき、どうすればうまくいくかを具体的に考えます。

2 教えたことを、本人にアウトプットしてもらう

アウトプットのメリット 教育係は「後輩が、どう理解し、どう考えているか」を知ることができます。後輩は、自分の言葉で伝えることで、考えを整理することができます。

これは避けたい

「この前、1回教えたよね。なぜメモをとらないの！」と強い口調で怒るだけで、振り返りの機会をもたない

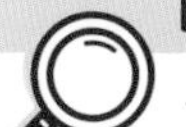
ココが大事 効率よいメモのとり方は、意外とわかりにくいもの。メモをとってはいるものの、活用できていない人もいます。振り返りでは、そういった点もあわせてみていきましょう。

＼知っておきたい／
【知識・理論】

記憶を定着させるには「反復すること」が不可欠

人は忘れる生き物です。エビングハウスの忘却曲線からわかるように、人は情報を記憶しても、20分後に約42％、1時間後に約56％、6日後には約76％を忘れてしまうのです（図1 [→p58]）。

そうはいっても“教えては忘れて…”を何度も繰り返す状態だと、教育係も大変です。そのため、メモをとってもらうことや、振り返りの時間が大切になってきます。記憶が新しいうちに繰り返すことが、記憶の定着には最も重要です。

後輩 Aさん のように「自分のわからないところを把握できていない」という人は、少なくありません。このような場合には、院内で用いている**看護技術のチェックリストや関連書籍を一緒に見ながら**振り返りを進めるのが効果的です。

図1 エビングハウスの忘却曲線(Ebbinghaus H, 1885)

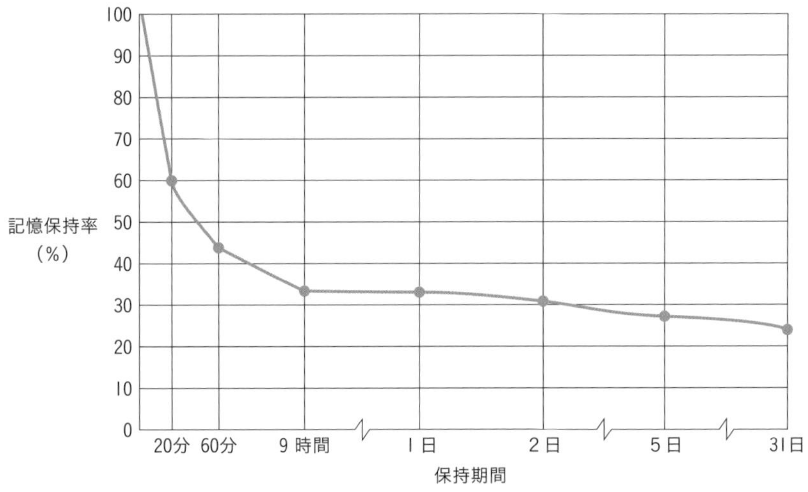

Weiten W. Psychology: Themes and Variations 10th ed. Cengage Learning, Boston, 2016: 238.

業務終了後に「一緒に振り返る」時間をとる

後輩、特に新人看護師は、常に緊張しており、毎日の**業務で手一杯**で疲れきっています。毎日たくさんの新しい気づきを得るなかで、教えたことを振り返る時間をもてていないかもしれません。「やりっぱなし」「教えっぱなし」にせず、**一緒に振り返る**時間をとりましょう。

振り返りは、長時間かけて行う必要はありません。最初から「10分くらい」などと**時間を決めておく**と、集中して振り返れます。短時間なら、たとえ時間外になってしまったとしても、後輩の負担も少なくてすみます。

振り返りを「ダメ出しの時間」にしてはいけない

振り返りは、教育係が注意点を一方的に伝えるだけの場ではありません(表1)。後輩が今日うまくできなかったことを、次の機会にうまくやるためにはどうすればいいか、と一緒に考える場なのです。

教育係から伝えたことを、**後輩自身に自分の言葉で言ってもらう**(＝アウトプットする)ようにしましょう。アウトプットを行うと、後輩自身が知識を整理できるだけでなく、教育係が後輩の理解度を測る」ことができるので、有用です。

表1 振り返り(フィードバック)実施時に注意したいこと

1	**記述的であること**
	●具体的な行動を記述する ●評価的な言葉づかいを避ける
2	**Iメッセージであること**
	●一般論ではなく「私(I)は〜」で始まるメッセージを伝え、第三者が言っているような伝え方はしない
3	**必要性が感じられること**
	●フィードバックを与えるほうも受け取るほうも、両方いずれもフィードバックの必要性が十分に感じられていなくてはならない ●フィードバックは押しつけられるものであるよりは、求められたものであるほうがよい ●フィードバックの受け取り手が、他のメンバーに尋ねて教えてもらうことが効果的である
4	**行動変容が可能である事柄についてであること**
	●フィードバックを受ける人が、聞いたことから自分自身の行動を修正することや、コントロールすることができる内容が求められる
5	**適切なタイミングであること**
	●指摘される行動があった直後、できるだけ早い時点で行うのが最も効果的である
6	**伝わっているかどうかを確認すること**
	●フィードバックを与える人が、自分の伝えたかったことが伝わっているか、対象者に確認しなくてはならない(伝えたことを復唱してもらうなど) ●フィードバックを与えるときに、いつ起こったことなのかという“時制”を明確にして伝える
7	**多くの人からフィードバックを受け取ること**
	●フィードバックがなされる場合、送り手も受け手やグループメンバーと一緒になって、そのフィードバックの正確さをチェックする必要がある

新保幸洋：看護現場で「教える」人のための本ー教える側と教わる側のミスマッチを防ぐために．医学書院，東京，2021：55．より引用
(柳原光：Creative O.D. Vol. V 効果的なフィードバックを行うための留意，人間関係とフィードバック．行動科学実践研究会，プレスタイム，2003：331．より改変)

後輩 **Bさん** のように「会話のスピードにメモが追いつかない」という人もいます。このような場合には、チェックリストや関連書籍に書かれていない「教育係からのアドバイスや工夫している点」に絞ってメモをとってもらうようにします。チェックリストや関連書籍は、後からいつでも見返すことができるからです。

学生時代のメモのとり方は、臨床では通用しないかも…

メモのとり方に、決まりはありません。見返したとき、本人がわかればいいのです。しかし、もし後輩が「メモをとっているのに、うまく使いこなせていないようだ」と感じたら、あなたのメモを見せて、どう書いたらわかりやすいか、一緒に考えてみてもいいでしょう。ペンの色を使い分ける、付箋を有効活用するなど、さまざまな工夫があります。

なお、どこに何を書いたかわからなくなってしまう場合は、一時的なメモと、勉強用の「まとめノートやあんちょこ帳」を分けるなど工夫するとよいでしょう（図2）。

図2 メモの工夫（例）

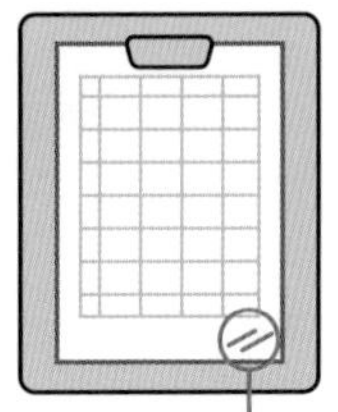

●タスクシート（ワークシート）の欄外に書いたメモは見落としがちなので注意
●大事なこと、忘れてはいけないことがすぐわかるように工夫する（赤ペンやマーカーを活用）

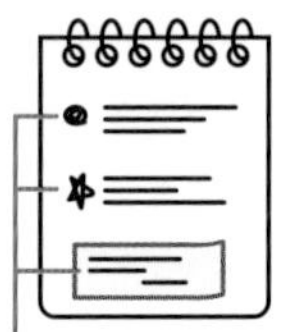

●先輩からのアドバイス、注意点（見落としがちなこと）、後で調べることなど、カテゴリー分けして自分なりのルールに沿って書いておく

その日の業務が終わったら必要なことは勉強用のまとめノートなどに書き写しておくと、さらにGOOD！
★バインダーにとじたチェックリストを活用する、書籍に付箋を貼っていくなど、やり方はさまざま

筆者も、業務中は必死にメモをとっていたので、自分の時間で振り返りもかねて清書し、見やすいように書き直していました。

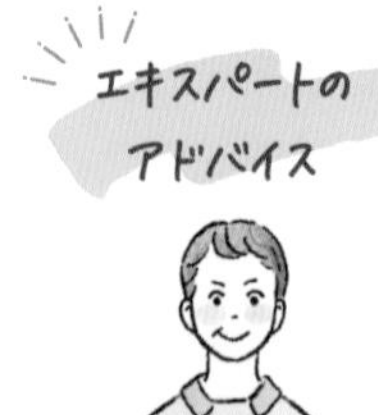

伝えたことは一度で吸収されません。後輩が頭の中を整理できるよう、一緒に振り返りましょう。

短時間で、集中して振り返りを行うのがコツです。

（岸田英莉）

参考文献
1）Ebbinghaus H著，宇津木保 訳：記憶について－実験心理学への貢献．誠信書房，東京，1978．

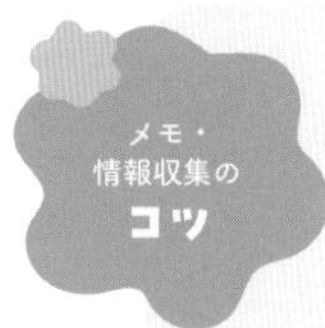

情報収集をするときは「系統別に」まとめておくと見やすくなります。継続して情報を更新できるようにメモ欄を作っておくと使いやすいです。「いつ、どこで、誰に行うか」を把握しておくとあわてずに行動できることを、新人看護師に伝えるとよいでしょう。

焦っているときこそ、メモの管理をしっかり行うことが大切です。

	疾患・状態	内服	点滴	出棟	処置	連携事項	メモ
●号室 ○○ ○子 様	胃がん（○術○病日目） 付属物・ドレーン性状 痛み・鎮痛剤使用頻度、最終投与時間 離床状態・間食後の腹部症状 等	昼食前 （ ） 昼食後 （ ）	24時間 補液中 14時 交換あり 9時 抗生剤	胸部XP （車椅子）	全身清拭 12時：ドレーン〆（量・性状記録）	・医師へ確認すること ・次の勤務帯に送ること ・多職種に相談すること など	・バイタル ・患者の反応 ・対応したこと ・変化 ・指示受けした内容 など
●号室 ○○ ○男 様	大腸内視鏡検査（当日） 既往：糖尿病・高血圧 ADL：ふらつきあり、トイレ付き添い 等	8時から 洗腸液 開始 （ ）	9時～ 補液	午後オンコール：大腸内視鏡検査	12時・検査直後：血糖測定 全身清拭		
●号室 ○○ ○太 様	大腸憩室出血（○術○病日目） 直近の採血結果 便性状・腹痛の有無 等	食間薬 （ ） ☆自己 管理中	24時間 補液中 9時 交換あり	腹部エコー（声かけのみ）	退院後の生活指導		
急患							

すべての患者さんに通じること

※急患が来たとき用にメモ欄として作っておく

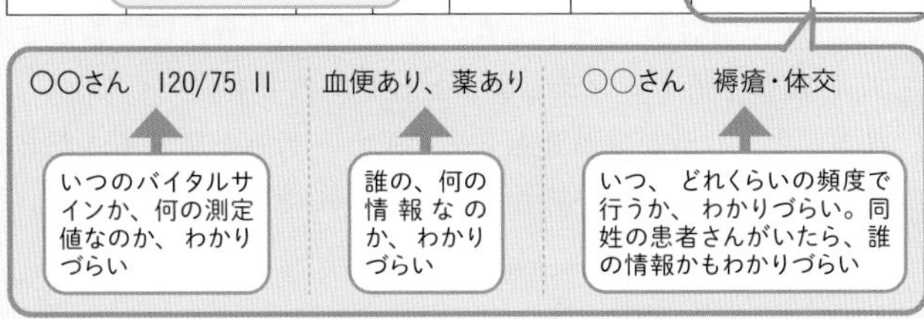

○○さん 120/75 11
いつのバイタルサインか、何の測定値なのか、わかりづらい
血便あり、薬あり
誰の、何の情報なのか、わかりづらい
○○さん 褥瘡・体交
いつ、どれくらいの頻度で行うか、わかりづらい。同姓の患者さんがいたら、誰の情報かもわかりづらい

勉強ノートやあんちょこ帳をつくるときは「個人情報の保護」に配慮することが大切です。メモ帳を落とさないように、リングやリールを付けて持ち歩くようにしましょう。

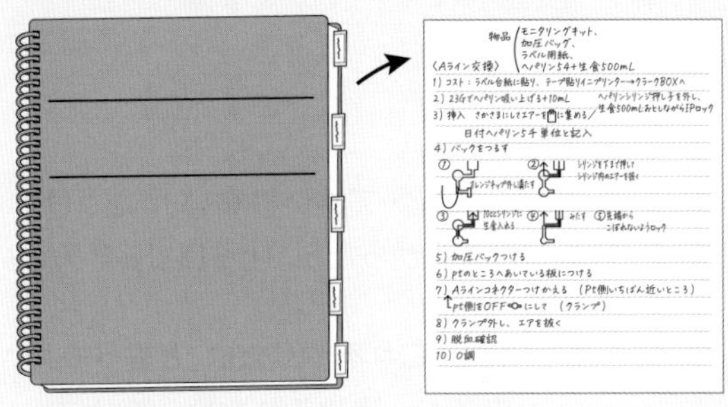

看護・合併症・術式など、調べたことをすぐ確認できるようにしておくと便利です。業務内容や看護技術の方法なども1冊にまとめるため、インデックスをつけて引きやすくするなど工夫しましょう。 （常世田有沙）

先輩の悩み
12

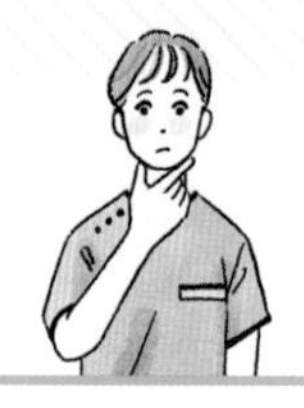

"モチベーションが低い気が…"
という悩み

ステップアップする時期なのに「自分にはできない」と言う

指導を担当している後輩（新人看護師）が、どうにも消極的で悩んでいます。病棟にも業務にも慣れ、そろそろ「1つ上の到達度の技術」の習得をめざしてほしいのですが、それとなく促しても「自分にはできません、まだ無理です」と言ってチャレンジしようとしないのです。
真面目で、しっかり勉強もしているし、もっとできる人だと思うのですが、やる気があるのかないのかわからず、モヤモヤしています。

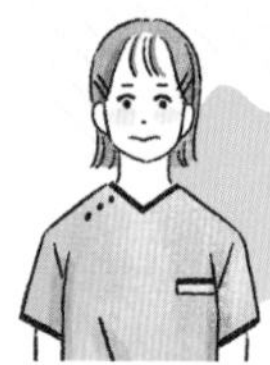

後輩はこう思っているかも…

Aさん ― 「がんばらなくてはいけない」と思うけれど、もし、やってみてできなかったら、叱られてしまうかもしれない…。

Bさん ― 自分から「これをやりたい」と言ってよいのかわからない。先輩が「次はこれをやって」と言ってくれるものではないの?

こうすれば、もっと、うまくいく！

1 なぜ「自分にはできない」と思うのか理由を聞き、「どうしたらできそうか」一緒に考える

2 「サポートするから一緒にやってみよう」と声をかけ、一緒にステップアップしていく姿勢をみせる

なぜなら…　不安が強い状態では、変化（ステップアップ）より現状維持をしたくなるもの。不安な気持ちに寄り添いながら、はたらきかけを続けていきます［→p88］。

3 日ごろから「できていないこと」だけでなく「できていること」も伝える

✕ これは避けたい

「やる気がないなら、やらなくていいよ」と言って突き放す

ココが大事　「自分にはできない＝やりたくない」ではありません。やる気がないわけではなく、失敗するのが怖い気持ちが強いのだととらえ、どうすればやれそうか、一緒に考えてみましょう。

＼知っておきたい／
【知識・理論】

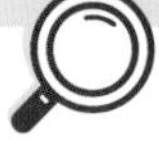

後輩は「自分のマイナス面」だけを見ている

看護の指導は**経験学習（OJT）が主体**です。経験学習の場合、どうしても「できていないこと」について指導を受けることが多くなるため、自分の**マイナスな面に目が向きがち**です。これでは、モチベーションも下がってしまい、消極的になってしまいます。まさに、**後輩 Aさん** のような状況です。

プラス面に着目すると、先輩・後輩両者のモヤモヤが薄れる

失敗して怒られるのが怖いという後輩の気持ちは理解できても、教育係からするとモヤモヤしますよね。「がんばりたいけれど○○は不安です」などと伝えてくれればフォローできるし、そもそも、やってみて失敗したからといって怒らないし…などと思うかもしれません。

そんなときは、何が不安でためらっているのか、どうすればできそうか、本人に率直に尋ねてみましょう。技術的な問題なら一緒に予習することで解決できます。自己評価が下がっているなら、できていることを伝えて「あなたにはできると思う」というメッセージを伝えてみてもよいと思います。

表1に、経験学習における「ものの見方」のパターンを示します。後輩の思考回路が「**困難場面で陥りやすいものの見方**」そのものであることに気づくと思います。もしかしたら、教育係も「困難場面で陥りやすいものの見方」をしているから、モヤモヤするのかもしれません。

表1 経験学習からの成長に影響を与える「ものの見方」

信頼・成長・成果につながりやすいものの見かた		困難場面で陥りやすいものの見かた	
経験学習	たとえうまくいかなくても、経験から学び、次に活かしていければよい	**失敗回避**	失敗したらどうしよう。失敗するくらいなら、やらないほうがましだ
プラス着眼	できているところもあるはずだ。少しずつ進んでいけば、結果は出るはずだ	**マイナス着眼**	こんなこともできないなんて、自分はダメなのでは。向いていないのでは
意味づけ	この仕事にも意味があるはずだ。ここを乗り越えられれば、○○が得られる	**意味限定**	この仕事をやる意味を感じない。もっとやりがいのある仕事ならがんばれるのに
率直に出す	わからないことは素直に聞いたほうがよい。本音や気持ちを素直に伝えたほうがよい	**否定の恐れ**	相手や周囲にどう思われているだろうか。ダメな人だと思われたくない
視野拡大	自分の考えややり方が正しいとは限らない。いろいろな選択肢を考えよう	**思い込み**	自分の考え方ややり方は間違っていないはずだ
巻き込み	役割と責任を果たすためには、周囲の力を借りることも必要だ	**抱え込み**	周囲に迷惑はかけられない。自分でなんとかしなければならない

桑原正義：今の時代の新人若手の活かし方・育て方.
https://www.recruit-ms.co.jp/issue/feature/0000000576/?theme=starter（2023.4.28アクセス）．より引用

指導の場面で、できている部分はそのまま伝え、できていなかったところは「次はこうしたらできるようになる」と伝えましょう。どうしたらうまくできるようになるか、後輩と一緒に考えられると、よりよいと思います。

経験できる機会を逃さないよう、到達度は「スタッフ全員」で共有する

みなさんは「やる気がないなら、 やらなくていいよ」と言われて嫌な気持ちになった経験はありませんか？ これだと、 せっかくの**経験の機会が失われてしまう**ので、よくありません。なかなか経験できない技術もあるので、経験できる機会を逃さず、みんなでステップアップできるのが理想です。

そうはいっても、**後輩 Bさん** の言うように、後輩、特に新人看護師の側から「○○やらせてください！」と志願するのは、なかなか勇気のいることです。そのため、筆者の病棟では、教育係だけでなく、先輩たち全員が新人看護師の「今後経験したい技術」などを**一目で把握できるように**掲示しています（図1）。こうすることで、教育係以外の先輩からも「今日、受け持ちでこの技術があるけれど、やってみる？」など、声をかけやすくなります。

図1 「経験したい技術」の可視化（例）

できるようになったら消していく

Cさん
- ~~吸引~~
- 経管栄養
- シリンジポンプ
- 輸血
- 胸腔ドレーン挿入介助

Dさん
- 酸素投与（カヌラ、ベンチュリ、ハイホー® ネブライザ）
- 筋肉注射
- 吸引
- 12誘導心電図

Eさん
- 膀胱留置カテーテル挿入、導尿（女性）
- 血液培養
- 酸素投与（~~カヌラ~~、ベンチュリ、ハイホー® ネブライザ）

先輩たちのために始めたことなのですが、後輩たちにも、この病棟で、あと何を習得できたらいいのかが視覚的にわかると好評で、 みんなが積極的に「○○の技術をやりたいです。あったら声をかけてほしいです」など伝えてくれる印象があります。

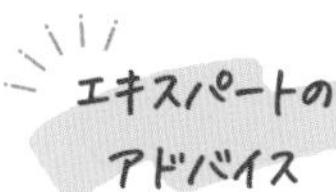

できている部分を伸ばし、できていないところを「できるようにするにはどうしたらよいか」を伝え、一緒にステップアップしていきましょう。

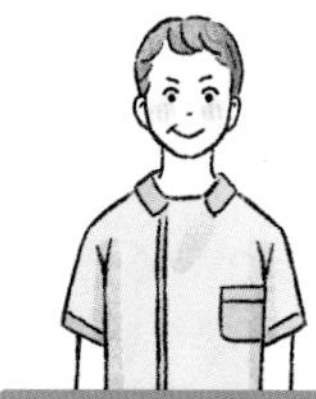

受け持ち患者さんを考えるときに「疼痛コントロールが必要な患者さん」「気管切開している患者さん」などと具体的に挙げ、どの患者さんを看護したいか具体的に聞いてみても、よいでしょう。

（岸田英莉）

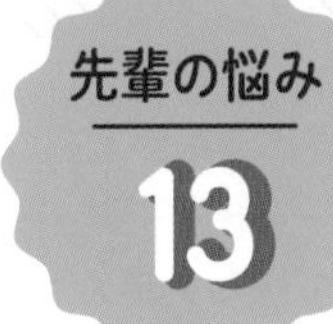

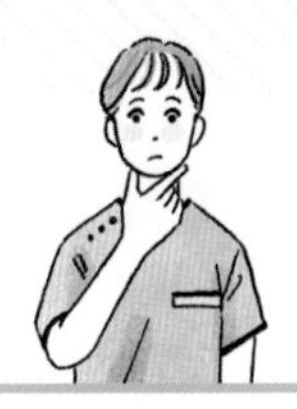

"モチベーションが低い気が…"
という悩み

失敗したくないのはわかるけれど、もうちょっと積極的になってほしい

指導を担当している後輩（新人看護師）は、ひときわ「失敗したくない」という気持ちが強いようです。
何度か見守りのもとで実施して、「ひとりでできる」に到達したケアや処置も「見守りなしで、実施しなければダメですか？」といつも不安そうです。1つ上の到達度の技術にチャレンジしてみよう、と促しても「まだ○○ができていないから、無理です」とかたくなに拒みます。
経験して覚えることもあるので、ぜひチャレンジしてみてほしいのですが、失敗してトラウマにさせたくはないので、悩みます…。

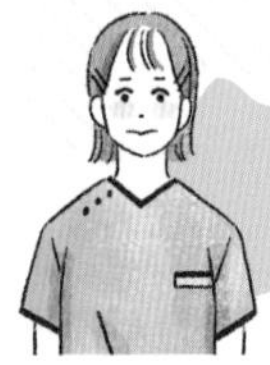

後輩はこう思っているかも…

Aさん ― 処置をするときには「見守ったほうがいい?」と確認してほしい。「1人でできる」に到達した処置・ケアでも、失敗したら、患者さんや医師に迷惑をかけてしまうかもしれないから怖い。

Bさん ― 見守りで処置・ケアを実施した後「○○ができているから、次からは自立でいいよ」などと具体的に成果を認めてくれたら、1人で実施する勇気もわくのに…。

こうすれば、もっと、うまくいく！

1 積極的になれない理由を聞き、前に踏み出せるようにサポートしていく

なぜなら… 多くの場合、結果がすべて（失敗したらダメな人扱いされてしまう、など）という思い込みが原因だからです。教育係の失敗談や失敗から学んだことなどを伝えてみるとよいでしょう。

2 「○○ができているから大丈夫」と、前に踏み出せると判断した根拠を伝える

✕ これは避けたい

「この前、やったからできるよね」とだけ伝えて、実施させる

ココが大事 このような「やりっ放し」の状態では、学びを得られません。実践後、振り返りを行って学んだことを整理し、次回に備えるところまでが、学習だといえます。

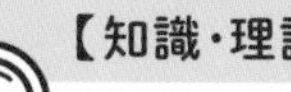

＼知っておきたい／
【知識・理論】

学習サイクルを回すことで、経験が自分の力となる

看護教育では、できるだけ多くの現場経験をもつことが大切です。資料を見たり、話を聞いたりすることにも一定の効果はありますが、自分で経験することが、最も自分の力となるのです。

しかし、経験するだけで終わってしまっては、十分な学びを得られません。そこでよく用いられるのが、コルブの学習サイクルモデルです。

これは､具体的な体験をもとに考察（振り返り､意味を考える）して一般化（概念化し、法則を発見する）し、再試行する、という4つの段階が終了することで学習が成立する、という理論です。

経験から学ぶ場合の指導者の役割は、途中で立ち止まっている学習者の背中を押すことに貢献することといわれます。つまり、積極的になれない後輩は、**学習サイクルのどこかで立ち止まっている**のだ、と考えると、指導のヒントが見えてくる、ということです（図1 [→p68]）。

図1 学習サイクル（Kolb DA, 1984）

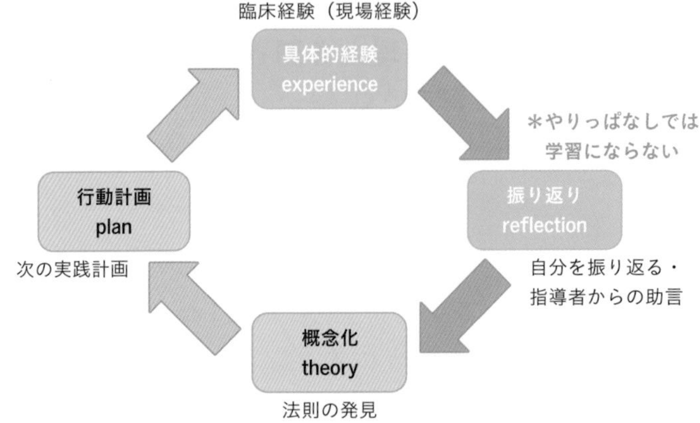

Kolb DA. Experiential learning: Experience as the source of learning and development. Prentice Hall Inc., New Jersey, 1984: 2．をもとに作成

例えば、**後輩 Aさん** のように、できているのに不安が強い人は、**次の実践計画が不十分な状態で立ち止まっている**と考えられます。このような場合には、見守りが必要か確認するなど、仕事を安全に進められるような支援を行い、不安を取り除きながら、たくさんの経験を積ませていくことが必要になります。

一方、**後輩 Bさん** のように、**振り返りが不十分な状態で立ち止まっている**場合には、何を感じ、考えたかを一緒に振り返り、学んだことを整理して、次のチャレンジに活かすための具体策を考え、一緒に次の目標（1人でやってみる、など）を考えていくことが必要となります。

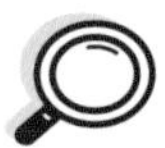

本人に「なぜ不安なのか」を聞くことからサポートが始まる

後輩、特に新人看護師は、積極的にチャレンジしようと思う反面、多くの不安を抱えています。

新人看護師の抱える不安

- 自分につとまるのか…
- 自分からやると言って、できなかったらどうしよう
- 何回かやったことはあるけど、心配だからもう1回は見ていてほしい　など、

これらの不安は**「結果がすべて」だという思いこみ**が原因となっています。しかし、それは違います。たとえそのときはうまくいかなくても、振り返りや助言を受けて「次は、こうしてみよう」と考え行動するその過程も、非常に重要となるのです。

まずは、本人に直接不安な理由を聞いてみて「いま、この後輩は学習サイクルのどの段階にいるのか」を考え、立ち止まっている部分に手を差し伸べましょう（表1）。教育係がサポートに入ると、後輩も心強いはずです。

表1　学習サイクルにおける指導者のかかわり（例）

プロセス	学習内容	指導者のかかわり
具体的体験	●五感で学ぶ	●手本を示す ●仕事を安全に進められるように必要な支援をする
振り返り	●五感で感じたことを話したり記述したりしてフィードバックを受け、他者の目をとおして学ぶ	●内省学習（何を感じたか、何を考えたかなど）を支援する ●フィードバックをする
概念化（法則の発見）	●分類した内容を構造化し、意味の読み取りをする	●体験したことから何を感じたか、そのことから何がいえるのかを読み取る
行動計画	●体験からの学びを次の機会にどのように活かすかを考える	●学んだことを整理し、次の目標へどうつなげるかを支援

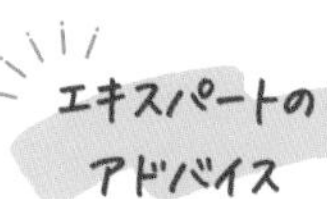

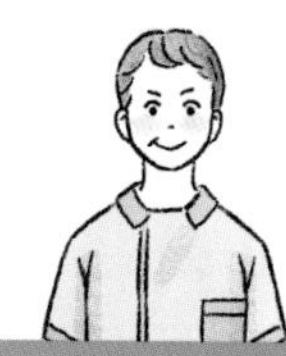

特に新人看護師は、過程より結果に影響されがちです。1つひとつの過程も大切にしていきましょう。

その人が「どこで立ち止まっているか」がわかれば、支援の具体策がみえてきます。

（岸田英莉）

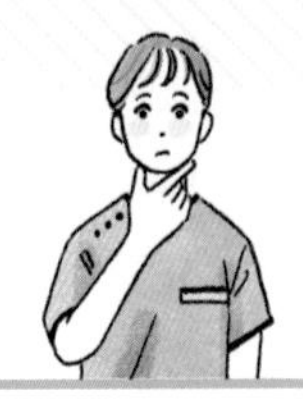

“モチベーションが低い気が…”
という悩み

言われたことしか、やろうとしない

指導を担当している後輩（新人看護師）は、マニュアルを読んでわかっているはずのことであっても、言われたことしかやりません。一から十まで、すべて指示しなければならないので、忙しいときはイライラしてしまいます。
今日も「C病室のDさんのSpO_2をチェックしてね」と伝えたら、「DさんのSpO_2が低下していました」とだけ報告がありました。
SpO_2低下があるなら、バイタルサインや痰貯留の有無も一緒に観察して、報告してほしいのですが…。

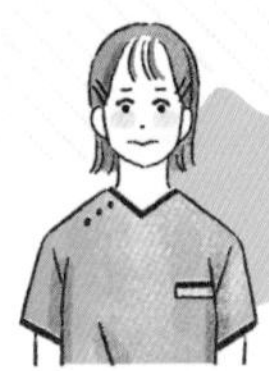

後輩はこう思っているかも…

Aさん ― 言われたとおりにしただけなのに、なぜダメなのかわからない。

Bさん ― 先輩は「○○との関連性を考えて対応していないから、できていない」と言うけれど、それは教えてもらっていない。そこまでやる必要があるなら、事前に言ってほしい。

こうすれば、もっと、うまくいく！

1 まずは、言われたことを「正確に実施できているか」をみる

なぜなら… 「言われたことを正確に」やってもらうことが最優先だからです。新人看護師が「伝えたこと以上」をやるのは難しいでしょう。

2 「関連づけてやるべきこと」は、次の機会に付け加えていく

たとえば… 可能であれば、1回目は見学、2回目は先輩主導で一緒に実施、3回目は見守りで実施して報告の練習、4回目は後輩1人で実施して報告、といった具合に、少しずつ付加していきます。

× これは避けたい

「そのくらい、自分で考えて動いて」と言う

ココが大事 忙しくても、一言で切り捨てるようなことを言ってしまうと、信頼関係が崩れてしまいます。今後、自分で考えられるようになるよう、質問を重ねていくとよいでしょう。

\ 知っておきたい / 【知識・理論】

基本を知っていなければ、応用することはできない

後輩、特に新人看護師が最優先すべきなのは、**言われたことを正確に実施すること**、**マニュアルを見て確実に実施する**ことです。

それができるようになってから「次は、これも考えられたらいいね」と徐々に付け加えていくようにすると、このイライラは減ってきます。**後輩** Aさん Bさん の場合、言われたことはできています。そのため、以下のように質問を重ね、次に経験を活かせるように支援します。

先輩 **C病室のDさんのSpO_2をチェックしてね。**
新人 **DさんのSpO_2が低下していました。**
先輩 **なぜ低下しているのか、考えられる？**
新人 **痰がゴロゴロしていたかもしれません。**
先輩 **まずは吸引して、再度SpO_2を測ってみよう。それでも低かったら他の原因を考えてみようか。**

SpO_2低下の原因はさまざま。痰の貯留が原因なのか、酸素投与が必要なのかなど、さまざまな原因を一緒に考え、経験する

「知っている」と「できる」の間には、大きな溝がある

自分が新人だったころ、見学して流れなどは**わかっている**のに、実際にやってみると先輩のように**スムーズにできなかった**経験は、ありませんか？ 1回見せた・教えただけでスムーズにできる人は、まず、いません。

1つの仕事を1人でスムーズにできるようになるまでの過程は、5つのレベルに分けられます（図1）。まずは指導している新人看護師がどのレベルにいるのかを把握し、**レベルに応じた支援**を行うことが大切です。

筆者の病棟でよく行われる「胸腔ドレーンの挿入介助」について、成長段階のレベルを当てはめたのが図2です。

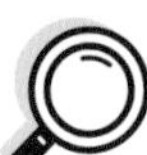

「1回で各レベルをクリアする」ことを目標にしない

筆者の病棟では、可能な限り、1つの技術の習得に際して、1回目は見学、2回目は新人看護師主体で実施、3回目は教育係にすぐ相談できる環境下でなるべく助言を受けずに実施してもらうようにしています。

3回の実施でうまくできなかったからといって「ダメ」と決めつけてはいけません。「次は、○○ができるようになれば完璧だね」「不安なら、次も一緒に実施しようか？」など、**苦手意識をもたせない**よう、プラスの声かけをするようにしています。

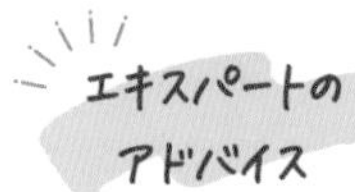

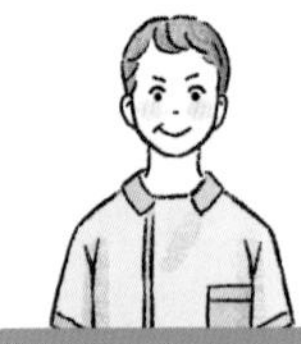

教育係が言ったことを後輩が「正確にできる」ようになってきたら、徐々に＋α（プラスアルファ）で教えていきましょう。

「1回でクリアしないとダメ」と後輩が思いこまないように、部署の心理的安全性〔→p4〕を高めていくことも大切です。

（岸田英莉）

図1 新人看護師の成長段階

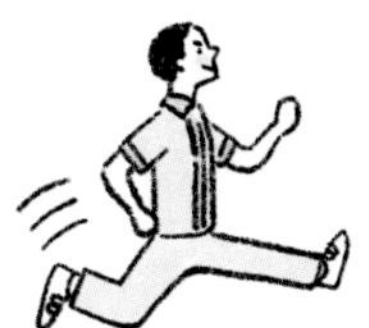

【レベル5】 問題に適切な対策を講じながら看護を展開している

【レベル4】 問題解決策を考えて教育係に報告・相談し、修正提案をもらうことで仕事を進めている

【レベル3】 計測する・患者さんの状態を見る・触るなどをとおして、異常が起きていることに気づき、報告している

（レベル3〜5：考えさせる指導）

【レベル2】 看護技術を体験し、五感で仕事をイメージしている

【レベル1】 教育係の仕事を見るなどして、知識レベルでイメージしている

（レベル1〜2：教える指導）

図2 新人看護師の成長段階(例)：胸腔ドレーン挿入介助の場合

【レベル5】 **新人看護師1人でアセスメントも実施**
- 観察して異常・正常を判断し、異常の際はどのように対応するかを自分自身で考え、行動する

新人看護師がめざすのはココ！

【レベル4】 **新人看護師1人で観察**
- 観察結果(正常か異常か)を報告でき、異常であった際は教育係と一緒に、ではどうするのかを考えられるとよい

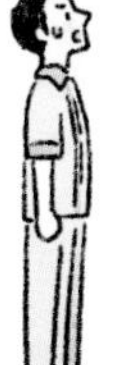

【レベル3】 **新人看護師主体で観察**
- どのように観察したか、観察したことを報告・連絡・相談できるとよい

（レベル3〜5：考えさせる指導）

【レベル2】 **実際に教育係と一緒に胸腔ドレーンの観察を実施**
- 何を注意してみるか、異常と正常は何かを一緒に観察してもらう

【レベル1】 **「胸腔ドレーンがどういうものか」を教育係につきながら見学**
- 教科書で見たことはあっても、臨地実習で見た経験のある人は少ない
- 胸腔ドレーンが患者さんにどのように挿入されているかなどを見てもらう

（レベル1〜2：教える指導）

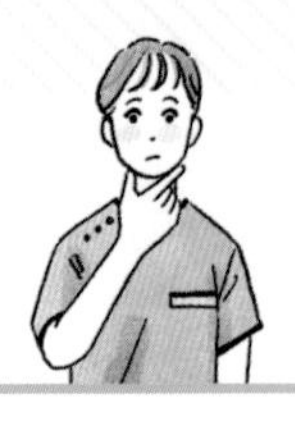

“モチベーションが低い気が…”
という悩み

「自信がない」「私は先輩みたいにはなれない」などと、ネガティブなことばかり言う

指導を担当している後輩（新人看護師）が、ネガティブなことばかり言うので、困っています。
「そろそろ１人で受け持ちしてみようか」と促したときは「自信がありません」、「○○してみたら？」などと伝えると「先輩のようにはできません」と言い、ステップアップしようという意欲が感じられません。
最近は、「私は、先輩みたいにはなれません」と言い出しました。自信をもってテキパキ働ける看護師に、自分がなれるとは思えないのだそうです。私だって、自信をつけるには経験値を重ねるしかないからがんばってきたのに…、経験を積んだ今でも不安になることはあるのに…と、なんだかモヤモヤします。

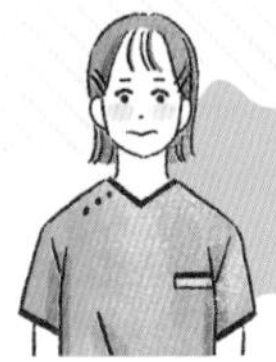

後輩はこう思っているかも…

Aさん ― 先輩は、新人のころからテキパキと「できる看護師」だったんだろうな。新人時代に、どのように勉強していたのか教えてくれないかな。

Bさん ― 先輩も新人時代には失敗することもあったんだろうか…。もし、そういう経験があるなら、どうやって乗り越えたのか話してもらえたら、自分もがんばろうと思えるのに。

こうすれば、もっと、うまくいく！

1 自分の体験談を伝えてみる

なぜなら…　失敗経験だけでなく、こうしたらうまくいった・乗り越えられたといった工夫などを伝えると、後輩が親近感を覚えるからです。誰だって最初は新人で「ネガティブになるのは誰もが通る道」だとわかるでしょう。

2 振り返りのときにも「自分はなぜ○○とアセスメントしたか」などと経験を伝える

すると…　教育係の思考の流れを知ることで、患者さんの未来をイメージしやすくなり、アセスメントが深まります。

これは避けたい

本人の思いを聞かず、「経験すれば、できるようになるよ」とだけ伝える

ココが大事　できるようになるためには、経験を重ねる必要があるのは事実です。しかし、日々「自分のできないところ」と向き合うなかで自信をなくしている後輩には、この一言は、少し厳しすぎるかもしれません。今後、どのような看護師になりたいのか聞いてみると、指導のヒントがみつかることでしょう。

知っておきたい【知識・理論】

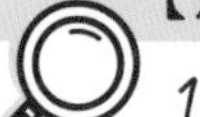

1年目から完璧な看護師はいない

後輩 Aさん Bさん の言うように、後輩、特に新人看護師にとって、先輩たちは「輝いていて仕事ができる」存在に見えています。しかし、そんな先輩たちにも1年目があり、同じような苦労をしてきたのだ、と知ったとき、グッと先輩のことを身近に感じるものです。

信頼関係を築くには「先輩自身の自己開示」も必要となる

みなさんは、後輩に「自分のいいところ」だけを見せて、悩みや弱点は見せないようにしていませんか？　これは自己呈示といわれる行為です。

1970年代、臨床心理学者ジュラードによって、自己開示という概念が提唱されました。自己開示とは、他者に**ありのままの自分をさらけ出すこと**、すな

わち、自分の強みだけでなく、悩みや弱点なども含めて開示することをいいます。

人と人とが相互理解を深め、信頼のおける人間関係を築くうえで、自己開示は欠かせない要素とされています（表１）。

表１ 自己開示と自己呈示

自己開示 self-disclosure	●個人的な情報を他者へ明らかにする行為（プライバシーに触れる情報の開示） ●相手への信頼（この人になら打ち明けても大丈夫）、自分への信頼（打ち明けても私は大丈夫）が必要となる ➡相手に「私はあなたを信頼している」という気持ちを伝えるために、自己開示する場合もある
自己呈示 self-presentation	●自分をよりよくみせようとして意図的に振る舞う行為 ●ポジティブな情報を選択的に示すなど、相手によく思われたい場面や、相手からの評価を下げたくない場面で行われることがある ➡相手に「この人は本当のことを言っていない」と思われるリスクがある

先輩の「失敗談」によって励まされることもある

後輩がネガティブなことばかり言うようであれば、教育係の**失敗談を自己開示**してみましょう。いまは「できるナース」に見える先輩も、何の苦労もなく順風満帆だったわけではなく、苦労や努力を重ねて右往左往しながら、楽しさを見つけ、今に至っていることが伝わるといいですね。

自己開示をするとき、以下のように**後輩へのアドバイス**もさりげなく入れられると、よりよいでしょう。

自己開示（例）

「じつは○○ということがあって、私も落ち込んだことがあるよ」
「△△は苦手だったから、できるようになるために、がんばって勉強したよ」
「△△がなかなかできなかったけど、□□するようにしたら、できるようになったよ」

私が**体験談**を話すとしたら

整形外科実習でのこと。患者さんをシャワーに入れるとき、「シャワー浴の目的は？」「患肢はどちら？」「椅子はどこに置くの？」「手すりはどこ？」「転倒予防のための注意点は？」など、何度も先輩に質問され、とてもつらかったのを思い出します。

今思えば、全然アセスメントができていないので、そう言われても当たり前なのですが、当時は「自分は本当に看護師になれるのだろうか…」とくじけそうでした。家に帰って泣いたことも数知れません。

厳しかったけれど、何度も質問をしてくれた先輩のおかげで、看護師として「どういうところを注意しなければいけないか」を具体的に考えられるようになりました。

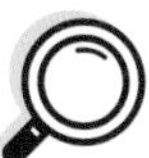

「他の誰かと自分を比べない」ように伝える

後輩、特に新人看護師のなかには、同期をライバルととらえてしまう人もいます。「あの人はできているのに自分はできない」と考えると、どんどんネガティブ思考に陥ってしまいます。

成長の度合いは人それぞれ異なります。最初はゆっくりでも途中から急激に伸びる人もいますし、その逆のパターンもあります。

誰かと比べるのではなく、自分がどれだけできるようになったか、今後どのようになりたいかを考えられるよう、話をしていきます。

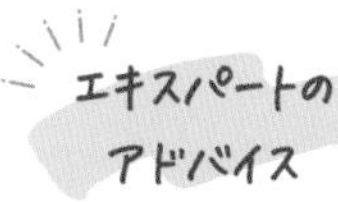

同期の誰かと自分を比べるのではなく、「入職した当初の自分」と「いまの自分」を比べて、できることが増えていると伝えましょう。

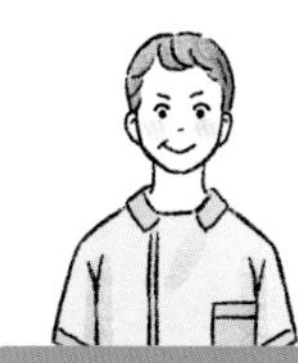

経験を重ねた先輩の姿は、後輩の目にはまぶしく映るもの。そんな先輩の経験の共有は、後輩のがんばる力にもつながります。

（岸田英莉）

先輩の悩み

16

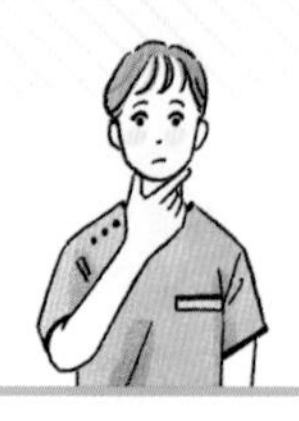

“モチベーションが低い気が…”
という悩み

「自分が嫌だったことはしない」という指導では、後輩が成長できないような気がする

私が新人看護師だったときの教育係の先輩は、気分屋で怖い人でした。質問すると「勉強不足」と怒られ、相談すると「今忙しいから、後で！」と怒鳴られ、失敗したら「この前教えたのに…」と怒られ、とてもつらかったので、自分はこういう教育係にはならないようにしよう、と思っていました。でも、自分が指導する側になり、常に受け身の後輩（新人看護師）の様子を見ていて、もっと厳しくしないと積極的にがんばれないのではないか、と思うようになりました。いま思うと私は、つらかったからこそ悔しくてがんばれた部分もあったと思うのです。

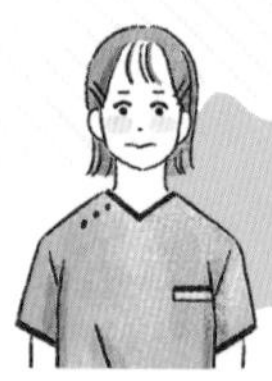

後輩はこう思っているかも…

Aさん ― 余計なことを言ったりやったりして、先輩に怒られないように、言われたことだけやるようにしよう。

Bさん ― 「なんでも相談して」と言われるけれど、先輩から“話しかけないでオーラ”が出ていて、相談しづらい。

 こうすれば、もっと、うまくいく！

1 自分が「されて嫌だったことはしない」のは、大前提

なぜなら…　「自分が嫌だったこと」は、気分で怒られたり、怒鳴られたりすることだったはず。「厳しいことは言わない」というのも、後輩の成長につながりません。

2 「厳しいことを言わない」のではなく、「言うべきことを冷静に言う」のが大事

つまり…　自分の意見を大切にしつつ、相手にも配慮するアサーティブな態度で指導することが大切です。

これは避けたい

「厳しくするのは、後輩の成長のため」と言い訳して、自分がされてつらかったことを、同じようにしてしまう

ココが大事　厳しく指導しているのか、感情的に怒っているのか、後輩はその違いを敏感に察しています。「やさしく指導すること＝甘やかすこと」ではないのです。

知っておきたい【知識・理論】

「怒らない＝厳しくしない」ではない

後輩、特に新人看護師は、厳しく指導されることを嫌がっているわけではありません。**教育係の気分しだいで怒鳴られたり怒られたりするのが嫌**なのです。

筆者も新人看護師のころ、厳しい先輩に指導されました。その先輩は、厳しかったけれど理にかなった指導をしてくれたので、怖いという感情よりも、言ってくれてありがたい、次は気をつけよう、がんばろうと思えたものです。

気分で怒りをぶつけている空気は、確実に相手に伝わります。その結果、**後輩 Aさん** の「怒られないように言われたことだけやればいい」という考え方や、**後輩 Bさん** のように“話しかけないでオーラ”を感じて黙り込むなどの消極的な態度につながってしまうのです。

「ひとりよがりの指導」になっていないか、自分の行動を振り返る

表1に、後輩、特に新人看護師が嫌がる教育係の代表的な行動を示します。気をつけていても「つい、やってしまっていること」がないか、自分の行動を振り返ってみましょう。

表1　新人看護師が嫌がる指導者の代表例

❶ みんなの前で注意する

❷ 一方的に話す

❸ スタッフが自分の考えを理解しているという前提で話す

❹ 一度指示したことができないのは、スタッフの能力が低いことが原因だと考える

❺ 新しい提案に対して否定から入る

❻ 自分の都合でスタッフとの約束を変更する

❼ スタッフの前で上司や病院の不満を言う

❽ スタッフを説得するとき「部長が言っているから」というような言い方をする

❾ スタッフにやり方を教えるより「見て覚えろ」と突き放す

❿ スタッフを無視して業務を一生懸命している

濱川博招，島川久美子：新人・後輩ナースを教える技術50．メディカ出版，大阪，2012：136．より引用

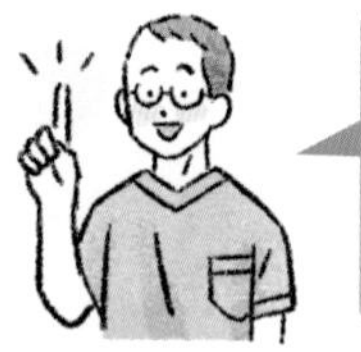

ピンクの文字で示したところは心理的安全性を低くしてしまうこと、ブルーの文字で示したところはアサーティブなかかわりを阻害することと考えられます

自分でも気づかないうちに、このような行動をとってしまっている場合もあるので、第三者に評価してもらってもよいと思います。

モチベーションの低さは「心理的安全性の低さ」と関連しているかもしれない

みんなの前で注意されるのは、誰だって嫌なものです。後輩、特に新人看護師であればなおさら「怒られたらどうしよう」という思考回路がはたらき、萎縮して教育係に声をかけづらくなってしまいます。このような心理的安全性の低い環境では、**気持ちよく安全に働く**ことはできません。

そうはいっても、注意しなくてはいけない場面は、必ずあります。そういうときには、**アサーティブに伝える**ようにします。

アサーティブとは、自分の気持ちや意見を率直に表現する一方で、相手の気持ちや意見にも素直に耳を傾ける態度です［→p30］。お互いの意見を出し合い、それがもし食い違っていても、粘り強く共有点を見つける努力をします。つまり、自分も相手も尊重する対話方法なのです。

一方的に、きつい口調で伝えるのではなく、アサーティブに伝えられるようにしていきましょう。

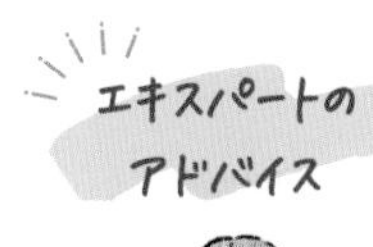

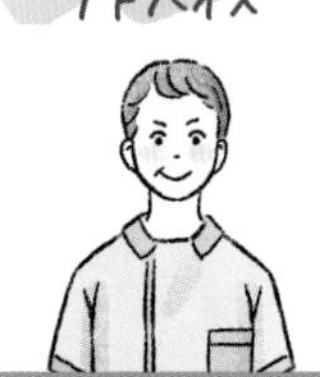

「自分がされて嫌だったこと＝理不尽に怒られたこと」という自覚をもつとよいでしょう。

「きつい口調＝厳しい態度」ではありません。後輩へのフィードバックはアサーティブに行います。

（岸田英莉）

先輩の悩み 17

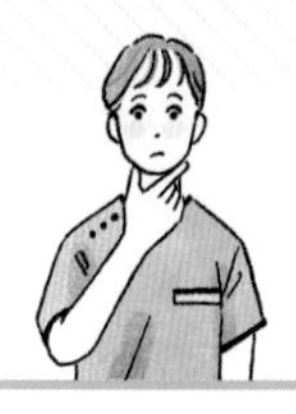

"モチベーションが低い気が…"
という悩み

ケアの内容より業務効率を優先するのが気になる

指導を担当している後輩(新人看護師)は、仕事を時間内に終えて定時に帰ることが最も大切だと考えているようです。処置や記録を「効率よく行う方法」に関する質問は多いのですが、患者さんのアセスメントやケアについて質問してくることは、ほとんどありません。
話を聞いてみると「○○の疾患=△△のケア」といった表面的なことばかりに注目していて、「△△のケアは、患者さんにどのような影響を及ぼすか」などといったことは考えていないようです。
時間内に仕事を終えることは、もちろん大切ですが、第一優先は「患者さんの反応を見てケアすること」だと思うので、なんだかモヤモヤしてしまいます。

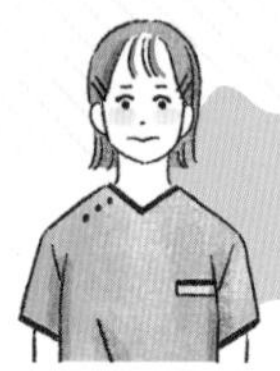

後輩はこう思っているかも…

Aさん — 患者さんの反応を見てケアを実施したいが、目の前のことで手いっぱい。他にもたくさんやることがあるので、そこまでやっていたら終わらない。

Bさん — 何を優先してやればいいかわからない。ケアをていねいにやって、時間内に終わらず、怒られるのは嫌だ。

Cさん — 残業はしたくない。効率よくできるようになってから患者さんのことを考えたケアに取り組むのでは、ダメ?

 こうすれば、もっと、うまくいく！

1 患者さんのケアや反応を「最優先で考えられる」ように支援する

指導時に… 日ごろ、業務や記録について指摘されることが多いと、注意がそちらに向いてしまいがち。「業務や記録」も覚えてほしいが、まずは「患者さんのケアや反応を考える」ように伝えます。

2 その人の力量を見きわめ、適正な受け持ち人数になるよう調整する

具体的には… 「今の力量」で可能な受け持ち人数にして、後輩が疲弊しないようにします。場合によっては人数を減らし、対応できるようになってきたら徐々に増やしていきます。

✕ これは避けたい

「仕事は早いけれど、患者さんのことを全然考えられていない」とだけ指摘する

ココが大事 看護業務だけが仕事ではないことを伝えることは大切ですが、それだけ言われても混乱してしまいます。患者さんをアセスメントし、ケアする視点をもてるようにかかわっていきましょう。

\ 知っておきたい / 【知識・理論】

新人看護師には「看護業務＝目の前のこと」しか見えていない

時間内に業務を終えることは、もちろん大切です。しかし「患者さんの話を聴き、反応を看て、記録をする」など、看護業務はケアの延長線上にあります。

新人看護師は、学生時代の実習で「患者さんや家族の背景や病態から**看護計画を立案し、看護ケアを考える**こと」を学んできました。しかし、看護師として臨床の場に出ると、たくさんのことを行わなければなりません。ゆっくりていねいに患者さんのケアをしたいと思っても、やるべき業務の時間は決まっています。勤務交代の時間は刻々と迫ってくるし、目の前の**業務をこなすことで精一杯**で、看護ケアを考える余裕がないのが実情だと思います。そういった状況をふまえてどのように指導していくかが教育係には求められているのです。

後輩 Aさんのように「目の前のことで手いっぱい」の場合には、あらかじめ最優先すべきことを決めておきます。1つの業務に多くの時間がかかることを前提に、＋αで徐々にやることを追加していくとよいでしょう（図1）。

図1 後輩Aさんの場合（例）

〈スケジュール〉	〈第一優先すること〉
11時まで：清潔ケアを終わらせる 12時ごろ：患者さんの家族と話し、必要に応じて記録に残す 体位変換に回る 13時ごろ：受け持ち患者さんの搬送をする 14時ごろ：体位変換に回る 16時ごろ：体位交換に回る 17時まで：その日の受け持ち患者の記録を書く	自分がケアした内容、それによる患者さんの反応を記録する 〈できたらやること〉 清潔ケアに力を入れる

「うまくいかない焦り」は、成長を阻害する

後輩、特に新人看護師は、先輩たちより1つの業務に時間がかかってしまうことも、焦りを加速させます。焦れば焦るほど動きはぎこちなくなり、**後輩 Bさん**のように萎縮してしまいます。そのため、「新人看護師に求めること」をいくつかの段階に分け、時期によって少しずつ変えていくことが大切です。

後輩 Cさんの言うように、例えば「点滴を作る」という業務の場合には、

①まずは「点滴を作成する」という業務だけを覚えてほしい
②この患者さんになぜ点滴が必要なのか、点滴の作用も考えて行ってほしい

など、「いま、何を優先してほしいのか」を、そのつど伝えていくとよいでしょう。

その人が「つらくならない」ことを意識してかかわる

筆者の病棟でも、少しずつステップアップできるように指導しています（図1）。個々の成長段階に合わせて段階を進めていくので時期はまちまちですが、最終的には日勤帯で7人くらいの患者さんを新人看護師が受け持つこともあります。夜勤ではもっと受け持ちますね。

図1 当院での後輩(新人看護師)指導の流れ

詳細は、成長カレンダー[→p2]を参照

1 集合研修(1か月)

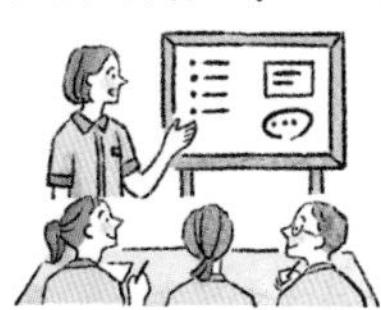

- 看護ケア、看護倫理、看護記録、接遇など、 さまざまなテーマで研修が行われる
- 集合研修が終わったら、病棟に配属される

↓

2 教育係についてシャドーイング

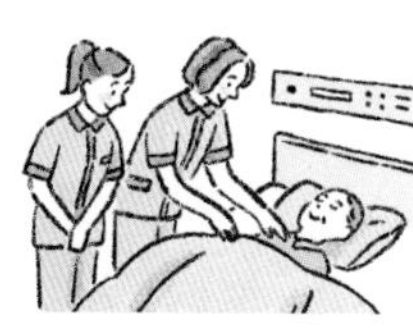

- 近年、コロナ禍で臨床実習ができなかった人も多いので、 まずは患者さんとのコミュニケーションの取り方、社会人としてのマナーなどを実際に臨床の場で学んでいく
- 教育係と一緒に清拭したり、点滴の作成・交換などを行ったりしながら、いろいろなケアや業務を学んでいく

↓

3 教育係の受け持ち患者さんのうち、1人を担当しながら学ぶ

- 教育係と一緒に、1人の患者さんに必要なケアや処置、治療、記録などを学んでいく

↓

4 徐々に受け持ち患者さんを増やしていく

徐々に受け持ち患者さんの人数が増えていくことが理想ですが、教育係や管理者と面談を繰り返し、**キャパシティオーバーで「私はできない」と新人看護師が思いこまない**ように、成功体験から成長できるよう、指導を進めていきます。

エキスパートのアドバイス

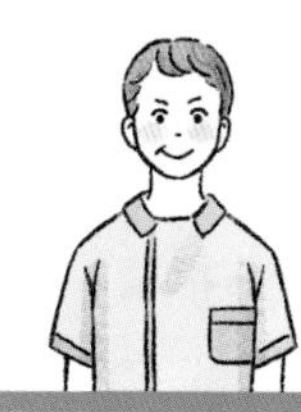

後輩、特に新人看護師はやることが多すぎて、常に焦っています。その人に合った成長段階での受け持ち人数にし、患者さんのケアを優先し、指導していきましょう。

一度にすべてを求めず、徐々にステップアップできるように配慮します。

(岸田英莉)

先輩の悩み

18

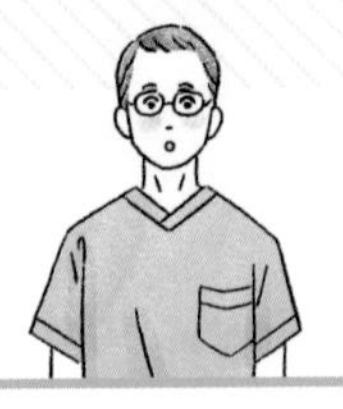

“報・連・相”に関する悩み

入職して半年経つのに、なんでもかんでも聞いてくる…

指導を担当している後輩（新人看護師）は、何度も一緒に実施した経験があり、1人で実施できる処置であっても「実施していいいか」と相談してきます。先日も「病態に何か変化があって、ケアを実施すべきか迷う場合は確認してほしいけれど、そうでなければ自分で考えてやってみてね」と伝えましたが、改善される気配はありません。
半年経ったのだから、ある程度、自分で考えてケアや処置を実施してほしいし、確認を求めるなら自分の考えを言ってほしい。なんでもかんでも聞いていたら、成長できないような気がして心配です。

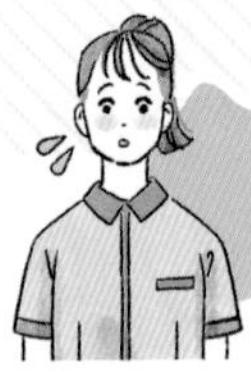

後輩はこう思っているかも…

Aさん ― 「不安なときは声をかけるように」と言われている。ミスしそうで不安だから、実施する前に声をかけているんだけれど…。

Bさん ― 相談せずに実施したら怒られる…と思ったから相談したのに。

こうすれば、もっと、うまくいく！

1 「不安な気持ち」を受けとめたうえで、教育係の気持ちも伝える

具体的には…　後輩は「不安だから助けてほしい」という気持ちを、教育係は「前回も見てできると思うから、自分でやってみてほしい」という気持ちを伝えましょう。

2 「何が不安で、どうすればできるのか」聞く

ただし…　不安が強い場合は、冷静な判断ができない可能性もあります。その際は、教育係が付き添うなど支援します。

× これは避けたい

「自分で考えてやって！」と突き放す

ココが大事　後輩は自分で考えていないわけではなく、考えたうえで「確認しよう」と決めていることが多いです。まずは、 その気持ちを受けとめます。

知っておきたい【知識・理論】

「すべてを先輩に委ねたい」人は、それほど多くない

後輩、特に新人看護師が、教育係に、なんでも確認するのはなぜでしょうか。

先輩にすべてを委ねないと動けない人もいるかもしれません。しかし、筆者の経験を振り返ってみると、**後輩 A**さん のように不安だから声をかけた人や、**後輩 B**さん のように相談しないと怒られると思ったから声をかけた人などが多く、思いに齟齬（そご）があることが原因のように感じます（図1）。

図1　思いの齟齬

先輩

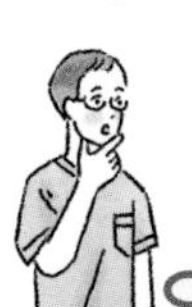

● もう3回、経験を積んだから大丈夫
● 見守っていて、 もう1人でできると感じる

● まだ3回しかやっていない
● 1人でやったら何か起きたときに質問できないから怖い

後輩

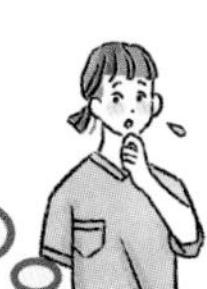

人は「現状維持」と「変化」の間で常に揺れ動いている

コミュニケーションには、現状を変えて新しいステージに移行させようとする**変化メッセージ**と、現状を維持し変化させまいとする**現状維持メッセージ**の２つがあり、互いに牽制し合っています（図１）。どちらかに傾きすぎてしまうと、必ずそれを妨げようとする動きが生じ、変化が起きにくくなってしまう[1]のです。

図１ コミュニケーションにおける２つのメッセージ

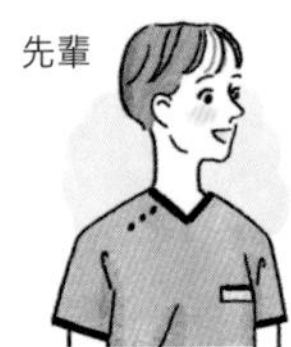

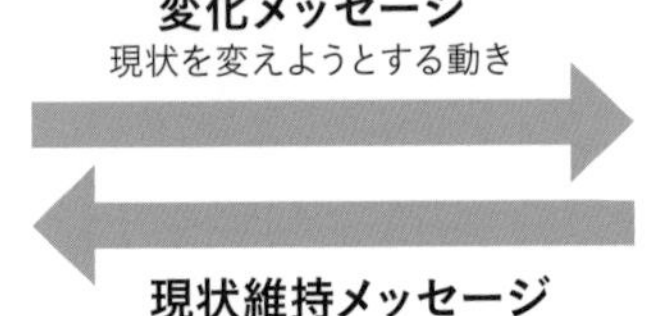

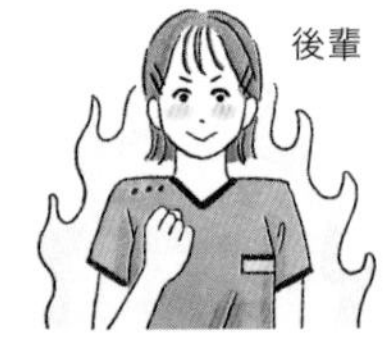

教育係から見ると「もう半年」ですが、後輩、特に新人看護師にとっては「まだ半年」です。何もかもがはじめての経験で、はじめてのことには大きな不安が伴います。

後輩 Aさん のように「ミスしそうで**不安だから声をかけている**」という人には、思いを受けとめ、現状を維持する方向でていねいに働きかけていきましょう。そうすると、現状を変えようとする「自分で考えてやってみよう（問題解決の方向）」へ、徐々に変化していきます。

後輩 Bさん のように慎重で不安の強い人には、つい「できているから大丈夫、１人でやってみよう」などと言いたくなってしまいますが、逆効果です。時間はかかっても、まずは感情に寄り添い、少しずつステップアップに向けて動き出すのを待つのが、結果的には早道です。

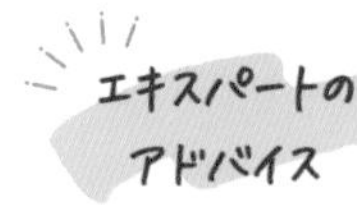

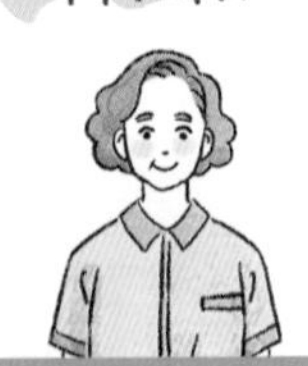

はじめてのことは不安なもの。

まずは基本を教え、できるようになったら「自分で考える」ような、気づかせる指導をしていきましょう。

（岸田英莉）

引用文献
１）新保幸洋：看護現場で「教える」人のための本ー教える側と教わる側のミスマッチを防ぐために．医学書院，東京，2021：41．

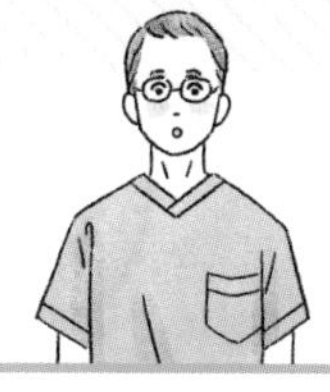

“報・連・相”に関する悩み

時間どおりにできないときは報告するよう伝えているのに、いつも報告してこない

指導を担当している後輩（新人看護師）は、とにかく報告をしてくれません。今日は、朝スケジュールを確認したときは「Aさんのオペ出しが○時なので、守れるように調整します」と言っていたのに、時間になっても病室に来ず、PHSにも出ないので、別のスタッフとオペ出しをすることになりました。先日も似たようなことがあったので、確認すると「予定よりケアが遅れていたのでなんとかしなければ、と思っていたら時間が過ぎていた」と言います。

今どうなっているのか報告してくれれば助けることができるのですが、それもわからないと、どうしてあげることもできないので、困ってしまいます。

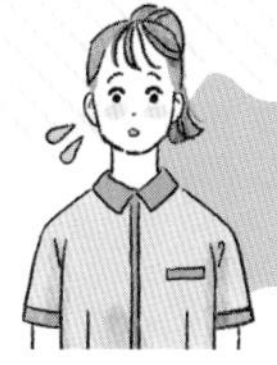

後輩はこう思っているかも…

Aさん ― 「報告しよう」と思ってはいるのだけれど、教育係の先輩も受け持ち患者さんの対応で忙しそうで、声をかけられなかった。

Bさん ― 教育係の先輩も、リーダーもナースステーションにいなかったから、報告できなかっただけなのに…。

こうすれば、もっと、うまくいく！

1 先輩から積極的に声をかけ、報告・連絡・相談しやすい環境をつくる

2 進捗状況を適宜確認する

なぜなら…　自分が思っている以上に、後輩、特に新人看護師は「先輩に気をつかっている」ものだからです。特に、以前「声をかけたけれど、返事してもらえなかった（忙しくて気づかなかった）」などの経験がある場合は、特に報告・連絡・相談はハードルが高い行為であることを理解しましょう。

✕ これは避けたい

状況を確認せず「なぜ報告しなかった？」と問い詰める

ココが大事　詰問すると後輩は何も言えなくなり、もっと報告しにくくなってしまいます。

知っておきたい【知識・理論】

「報告・連絡・相談」は、円滑によりよいケアを行うために重要

看護の仕事には、１人で完結できることも、そうできないこともあります。報告・連絡・相談によって**情報を共有する**と、業務が円滑に進みます。他者の意見を聞くことになるため、よりよいケアを考えることにもつながります。

適切なタイミングで報告するのは、意外と難しい

「いつ、どのタイミングで報告したらいいかわからない」という悩みを抱える後輩は、少なくありません。そのため、最初のうちは、先輩が積極的に声をかけるようにします。

通常の報告は時間を決めておく（例：昼休み前・申し送り前など）ことで対応できますが、早めに知らせてほしいことは「○○については、すぐ報告してね」などと具体的に伝えておくとよいでしょう。

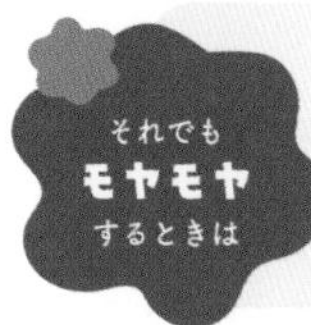

早めに知らせてほしいから「時間どおりにできていないときは報告して」と伝えたのに…という先輩のモヤモヤする気持ちはわかります。

このような場合は「○時までに△ができなければ」「△△ケアを開始する○分前までに」などと、もっと具体的に伝えてみてください。

報告・連絡・相談は、いずれも「誰かに伝え、情報を共有すること」を指しますが、厳密には少しずつ意味が異なります（図１）。指導の場面では、報告と相談が主となることが多いです。

図１ 報告・連絡・相談

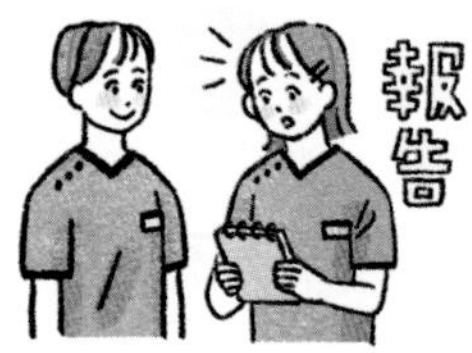

●先輩や上司に「対処した結果」「できなかったこと・どのように対処したか」を伝えること

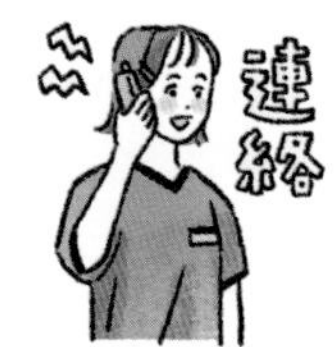

●他者へ知らせること
●知らせる相手は、先輩や主任・師長とは限らない

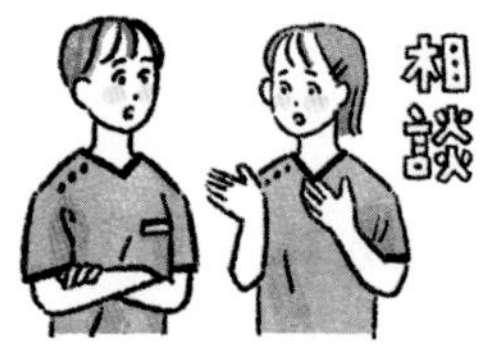

●自分だけでは判断できない・決めかねることに対して、他者に意見を求めること

後輩が「報告しやすい環境」をつくる

せっかく報告するタイミングがわかっても「忙しそうな先輩に声をかけられない」という**後輩 Aさん** のように遠慮がちな人もいます。このようなタイプに対しては、後輩が近くに来たらいったん手を止めて視線を合わせるだけでも、報告しやすい雰囲気が生まれます。どうしても手を止められない場合には「ごめんね、いま手が離せないから、C先輩に伝えてくれる？」などと具体的に伝えてもよいと思います。

また、**後輩 Bさん** のように「報告は必ず対面で行わなければいけない」と思いこんでいる人もいます。そのため、迷ったらPHSをかけるよう、あらかじめ伝えておくとよいでしょう。

個人の業務を「見える化」すると、教育係ではない先輩からでも声をかけやすくなる

筆者の病棟では、始業開始時、全員に「その日の受け持ち患者さんのケア、その日にする記録」など、**やるべきことをすべて記入する残務表**をつくっています（図2）。終わった業務は消し、追加の業務が出てきたらそのつど書き加えることで、業務の進み具合を確認できるようにしているわけです。

教育係も、受け持ち患者さんを担当しており忙しい身です。リーダー看護師が、全員の業務の進捗状況を把握し、臨機応変に対応するためには、残務表が非常に役立つのです。

例えば、残務を消していない後輩がいたら、“消せないほど忙しい？ 何かに追われている？”と、気づいた人が声をかけることができます。時間も同時に記載しているので、「忘れてはいけないこと／しなくてはいけないこと」や「**予定より遅れているか**」なども一目で把握できます。

「何か手伝えることある？」という質問に後輩が即答するのは難しい

ときどき「新人看護師に“手伝おうか？”と聞いたら“大丈夫”と答えたのに、ぜんぜん大丈夫ではなかった…」と教育係から相談されることがあります。

後輩、特に新人看護師は、先輩に「何か手伝えることある？」と聞かれても、気をつかって「大丈夫です」と言ってしまいがちです。そういった**行き違いを防ぐ**ためにも、残務表は有効です。

残務表を見れば「まだ終わっていないこと」が一目でわかります。そのため「残っている2つのうち、前にやったことがある△△は、私がやるね。○○ははじめてやるケアだからやってみようか」など、先輩から後輩へ**声をかけやすい環境づくり**に役立っていると感じます。

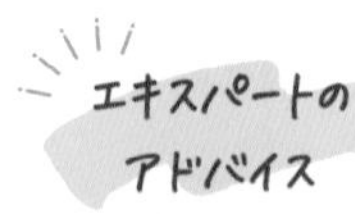

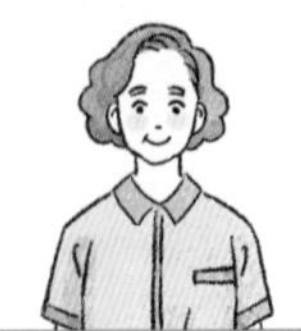

報告しづらいと後輩が思ってしまったら、悪循環にはまります。

「まずは、どんなことでも報告してもらえる」よう、先輩から声をかけましょう。

（岸田英莉）

図2 残務表(例)

担当看護師　照林華子(PHS　　　)
終業時間　　17時
予想時間
その他(委員会など)：14：00～14：30面談

	1号・佐藤一	3号・高橋二郎	7号・山本三子	9号・小林四郎	19号・斎藤五美
清潔	BB　陰	SW　自立	BB　ウォシュレット		
環境整備					
内服					
記録		イベント当日 転倒　カルテ			入院　SOAP
その他		治療前ルート	胸XP 車椅子	帰室後　胸XP ポータブル	COVID 胸XP　採血
9時					
10時	VS　体交		VS		VS　COVID・ 胸XP　採血
11時	口腔ケア	VS		Ope迎え	
12時	体交			VS 帰室30分	
13:30 CF ― 13時				1時間	オリエンテーション 除毛
14時	抗生剤 体交	ブロック PM on call		2時間	
15時	口腔ケア	出迎え		安静解除	
16:30 夜勤へ申し送り ― 16時	尿しめ 体交	安静解除			
17時					

<残務表の見方のポイント>
- 受け持ちによって、出棟や処置、ICなどがかぶっているかもこの残務表でわかるので、遅出勤務者と協力しながら出棟や処置をすることもできます。
- 新人看護師の場合、朝、1日の流れを合わせるときに、この表を用いて教育係と1日の流れや受け持ち患者さんの注意点を共有します。

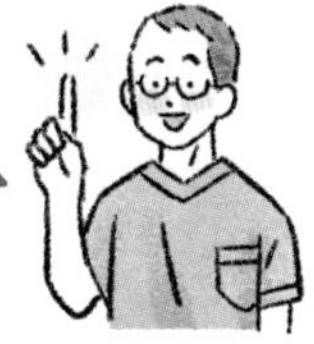

先輩の悩み 20

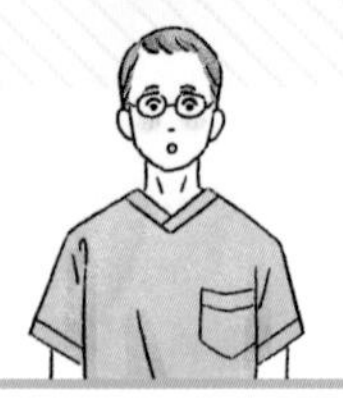

“報・連・相”に関する悩み

あわただしい時間帯に限って「それ、今じゃなくていいよね?」という報告をされる

後輩（新人看護師）が「いますぐ報告すべきこと／後で報告すればいいこと」をうまく判断できないのはわかります。でも、入院対応でスタッフ全員があわただしく動いているときに呼び止められて「C号室のDさんが痛いと言っています」などと報告されると、ちょっとイライラしてしまいます。
「鎮痛薬を使いたい」とか、痛みの評価や鎮痛薬の使用状況も伝えてくれるならまだしも、「痛いと言っています」とだけ言われても…。

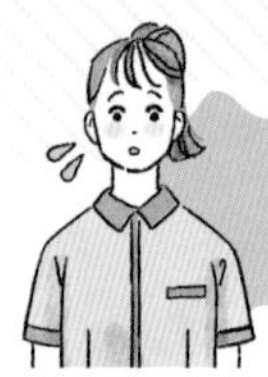

後輩はこう思っているかも…

Aさん ― 「報告して」と言われたから報告したのに、イライラされても困ってしまう。いま報告するべきか、後でもいい報告か判断できないのだから、仕方ないでしょ?

Bさん ― 対応に困っているから報告したのに…。今後、報告しづらくなってしまったな。

 こうすれば、もっと、うまくいく！

1 どんなに忙しくても、まずは「報告してくれてありがとう」とねぎらう

なぜなら… 後輩、特に新人看護師がタイミングを選ばず報告するのは「緊急性の高いこと／低いこと」を判断できないからです。まずは、手を止めて報告を聞いてねぎらい、「これは、今すぐの報告でなくて大丈夫」などと伝えます。

2 「緊急性の高いことを報告しない」より「何でも報告」のほうがリスクは低いと考える

これは避けたい

「その報告、今じゃなくていいよね！」と強い口調で伝える

ココが大事 「いま報告すべきか」判断できないから報告しています。落ち着いたら報告のタイミング・方法について振り返りを行いましょう。

知っておきたい【知識・理論】

最もよくないのは「報告を後回しにして、取り返しのつかない事態に陥る」こと

後輩、特に新人看護師の多くは、緊急度を判断するのが難しいと感じています。**後輩 Aさん** の言うように、先輩が忙しいのはわかっていますが、**困っているから報告**しているのかもしれません。

まずは内容を聞き、「いま報告が必要であったか、後でもよかったか」をそのつど伝えていく必要があります。それをはっきり伝えず、うやむやにしてしまうと、**後輩 Bさん** のように「忙しそうなときは、報告しないほうがいいのだ」と誤って覚えてしまい、後々「急変だったのに報告がなく、対応が遅れて取り返しがつかない事態が！」といったアクシデントにつながりかねません。

早期警告スコア「NEWS」などを使って報告基準を明確にする

当院では、緊急性判断に役立つNEWSをカード化し、全スタッフが携帯して

います（表1）。バイタルサインを点数化して急変リスクを評価でき、誰でも緊急時の報告ができるのでおすすめです。

表1 NEWS（National Early Warning Score）のカード化（例）

パラメーター	3	2	1	0	1	2	3
呼吸数	≦8		9〜11	12〜20		21〜24	≧25
SpO_2	≦91	92〜93	94〜95	≧96			
酸素投与		あり		なし			
体温	≦35.0		35.1-36.0	36.1-38.0	38.1-39.0	≧39.1	
収縮期血圧	≦90	91-100	101-110	111-219			≦220
心拍数	≦40		41-50	51-90	91-110	111-130	≧131
意識レベル				A			V P or U

患者さんの状態変化、バイタルサイン異常、意識レベル変化の際は、6つのバイタルサインでNEWSスコアをチェックしてください！

A：意識清明　Alert
V：呼びかけに反応あり　Voice
P：痛みに反応あり　Pain
U：刺激に対して反応なし　Unresponsive

NEWSスコアの評価

NEWSスコア	リスク	対応
0	低リスク	定期的なバイタルサイン測定
合計1〜4		
赤スコア項目が1つでも該当する（1項目が3点のもの）	中リスク	リーダーへの報告 緊急度・状況に応じて主治医に報告・相談 持続モニタリング検討
合計5〜6		
合計7以上 ＊評価を繰り返してスコアがどんどん上がっていく場合は特に要注意	高リスク	持続モニタリング開始 HCUなどへの転棟を検討 繰り返しスコアチェック 緊急度に応じて主治医・主任当直へ報告・相談

National Early Warning Score（NEWS）.［cited 2016 Sept16］Available
https://www.rcplondon.ac.uk/projects/outputs/national-early-warning-score-news

「簡潔・正確な報告」ができるよう指導する

“いま忙しいのに！”と感じてしまうのは、的を射た報告でないからかもしれません。的確な報告は意外と難しいので、日ごろから意識して指導するとよいでしょう。

新人看護師にも使いやすいのが、**5W1Hを使った報告**（表2）です。慣れてきたら、ドクターコールや急変対応時にも用いられる**ISBARCを使った報告**（表3）を心がけるよう指導するとよいかもしれません。

表2 5W1H

5W	いつ（When） どこで（Where） 誰が（Who） 何を（What） なぜ（Why）
1H	どのように（How）

「通りかかったら、E号室の患者Fさんが転倒していた」場合の報告例

When いま大部屋を通りかかった際に
Where E号室のシャワー室で
Who Fさんが
How 尻もちをついた状態で転倒しているのを発見しました。頭を打っていると言っています。
Why 床がすべりやすいので、すべった可能性があります。

〈ポイント〉
はじめて転倒した患者さんを見たら、焦ってしまうと思います。その場を離れず先輩に報告しましょう。焦って「転倒しています」だけではなく、先輩に上記のように患者さんの状況を報告できるといいですね。

表3 ISBARC

Identify：報告者・対象者	自分の所属・名前、患者さんの名前
Situation：状況、状態	何が起こっているのか
Background：背景・経過	状況理解に必要な情報（入院理由、バイタルサイン、既往、今回の出来事の経過など）
Assessment：評価・判断	自分の考え
Recommendation：提案・依頼	医師にどうしてほしいか
Confirm：口頭指示の復唱	口頭指示は必ず復唱して確認

「通りかかったら、E号室の患者Fさんが転倒していた」場合の報告例

I G病棟、看護師のHです。Ｅ号室のＦさんの件なのですが、
S シャワー室で転倒し、尻もちをついた状態で発見しました。
B Ｆさんは肺炎で抗生剤加療しています。脳梗塞の既往があり抗凝固薬を内服しています。バイタルサインの変動はありません。痛みはないようですが、頭を打ったと言っています。
A 抗凝固薬も内服しており、頭部も打っているので出血の可能性も考えられます。
R すぐに診察を依頼したいです。頭部CTなどの検査はしますか？
C すぐに診に来ていただけるのですね。ありがとうございます。

エキスパートのアドバイス

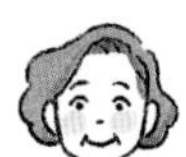

「何を報告・連絡・相談すべきか」の判断は経験を重ねないと難しいです。いま報告すべきか、そうでないかをフィードバックし、経験を積めるようにしましょう。

（岸田英莉）

先輩の悩み
21

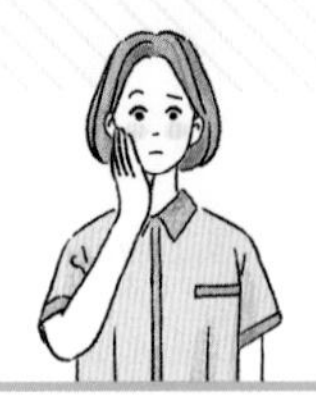

“勉強してほしいけれど…”
という悩み

かつての自分と比べて、勉強していないように思える

いま指導を担当している後輩（新人看護師）は、出された宿題や「調べてきて」と言われたことは調べてきますが、それ以外の勉強はしていない気がします。
自分が新人だったときは、「○○の手術について勉強してきて」と言われたら、術式のこと、術前・術後ケアのこと、疾患のこと、受け持ち患者さんの既往をふまえた注意点まで、何冊か本を読んで調べていました。でも、担当している新人看護師は術式と術前・術後ケアについて、インターネットやSNSでさらっと調べて「勉強してきました」と平然としています。
勉強よりプライベートの楽しみを優先させたいと思っているのかもしれませんが、それだと成長できないし、患者さんのためにならないのでは…と心配です。

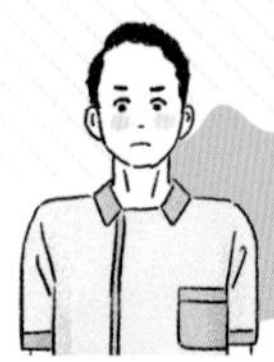

後輩はこう思っているかも…

Aさん ― 「○○の手術のことを勉強してきて」と言われても、何をどこから始めればいいのかわからない。

Bさん ― 「わからないで患者さんを看護して、怖くないの？」とイヤミを言われるのはつらい。

こうすれば、もっと、うまくいく！

1 宿題は「これだけは外せないこと」1つに絞る

例えば…　明日受け持ちをする患者さんにかかわることで、絶対に外せないこと1つだけに絞ります。「できそうだ」と思える範囲で、「やる価値がある」と感じられる課題を出してみましょう。

2 その際「受け持ちする患者さんに関する重要な宿題である」ことを明確にする

✕ これは避けたい

背景を無視して「勉強してこなかったから」という理由で、患者さんを受け持ちさせない

ココが大事　宿題を出すときは「何をどこまで調べるか」を明確にします。「自分だったらココまで調べる」という主観を判断基準にしないほうがよいでしょう。

＼知っておきたい／【知識・理論】

「意欲」は、「価値」ある目標を達成できそうだという「期待」によって高まる

アトキンソンの**期待×価値理論**を知っていますか？　これは、行動を起こすか起こさないかを決定づける動機づけ（モチベーション、意欲）を、以下のように数式化したものです。

意欲　＝　期待　×　価値

つまり、後輩の学習意欲は、教育係の導き方ひとつで決まる、ということです。**後輩 Aさん** のように「何をどこから調べるかわからない」場合を図1 [→p100]に示します。

図1 期待×価値理論の応用(例)

期待		価値				
●宿題を小分けにする：手術について調べるなら「術式の合併症」「全身麻酔の影響」くらいに分ける ●適切な資料を提示する：自分が使った参考書の何ページに載っているか伝える	×	受け持ち患者さんのケアを、自信をもって実施できる	＝	モチベーション(動機づけ)	➡	目標に向けた行動を導き、学習とパフォーマンスを支える

後輩が「自分には勉強が必要だ」と思えるように導く

後輩指導を行うにあたっては、**成人学習理論（アンドラゴジー）**の考え方をおさえることも大切です（表1）。臨床で看護師としてはたらくうえでの勉強は、学校での「ただ知識を増やす学習＝勉強」とは、根本的に異なるからです。

表1 成人学習理論(アンドラゴジー)の特徴

❶ **自己決定的**でありたいという望みがある

❷ 経験を蓄積しており、**経験が学習の資源**となる

❸ 学習レディネスは、**発達課題や社会的役割**を遂行しようとするときに高まる

❹ 学習に対して**即時に応用できる内容**を望む傾向がある

❺ 外発的な要因(報酬や罰)より内発的な要因(**自己実現や興味**など)が学習の動機づけになる

成人学習を促すためには、**学習のレディネスを作り出す**（学習に対する準備が整っている状態）ことが重要です。そのためには、本人が「自分の役割を果たすために、勉強が必要だ！」と感じることが重要となります。**後輩 B**さんが言うように、嫌味を言ってしまうと、学習意欲がそがれるだけでなく、信頼関係も崩れてしまいます。

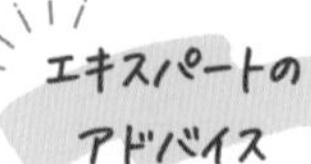

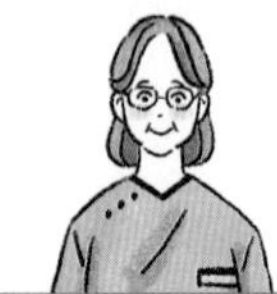

後輩は「これはできそう！ 価値がある！」と思えたら勉強します。後輩の動機づけをするのが、先輩の役目です。

（田口智恵子）

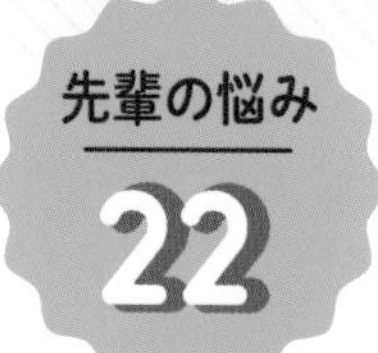

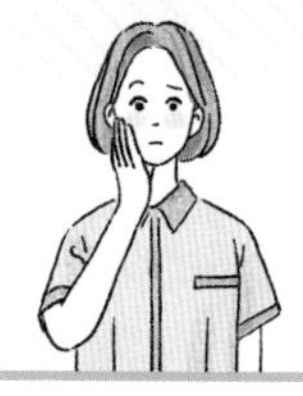

“勉強してほしいけれど…”
という悩み

宿題すら十分にやってこないので、患者さんを担当させられない

指導を担当している後輩（新人看護師）に、「明日担当する患者さんのがん薬物療法について勉強してきてね」と宿題を出しました。
翌日、確認のために質問してみたところ、「がん薬物療法とは」については調べてあったのですが、関連する副作用やアナフィラキシーについては何も調べていません。「勉強不足だから、今日は担当してもらうのは無理だね」と伝えたら、不満そうな表情をしています。
勉強不足なのは自分のせいなのに、なぜそんな表情をするのだろう…と、モヤモヤします。

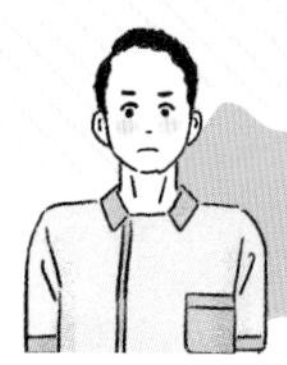

後輩はこう思っているかも…

Aさん — 受け持ちが延期になるなんて、宿題に取り組んだ時間と努力が無駄になったようで、悲しい気持ちになった。

Bさん — 「がん薬物療法について勉強してきて」と言われたけれど、「副作用やアナフィラキシーについても勉強しないと患者さんのケアはできないよね」と言われても困ってしまう。

こうすれば、もっと、うまくいく！

1 勉強する内容は、具体的に、絞って伝える

例えば…　「がん薬物療法について勉強してきて」ではなく、「がん薬物療法と、関連する副作用やアナフィラキシーについて勉強してきて」と伝えます。

2 勉強する範囲については、後輩とともに決め、不明点がないか確認する

なぜなら…　自分が考えていることと、後輩が考えていることが同じであるとは限らないからです。

✕ これは避けたい

「がん薬物療法について勉強するなら、副作用やアナフィラキシーについても勉強するのが普通でしょ？」と責める

ココが大事　勉強不足を理由に、後輩の「経験の機会」を奪ってはいけません。

＼知っておきたい／【知識・理論】

人間の頭の中には「自分の見たいもの・聞きたいこと」しか残らない

指導を行う際は、２人の間で、**概念を共有すること**が必要です。

人間は「見たいものしか見えず、聞きたいものしか聞こえない」ものです。そのため、コミュニケーションの場面では、常に、自分が**意図していない受け止められ方**をされてしまう危険性があります。

例えば、**後輩 Aさん** のように、先輩が指摘したかった「勉強する範囲が違う」というメッセージではなく、「自分の努力が無駄になった」というメッセージとして受け取ってしまう人もいます。このような場合には、勉強してきた内容を活用できるときに活用し、無駄にしないように配慮します。今後、宿題の範囲をより具体的に示すようにすることも大切です。

伝えたいことが、相手に正しく伝わるように、5W1Hを盛り込んだ伝え方[→p97]を心がけましょう。

「自分の常識＝世界の常識」とは限らない

指導の場面で、先輩が特に注意したいのは、**アンコンシャス・バイアス**（自分の価値観を無意識に押しつけてしまう可能性）です（表1）。

「がん薬物療法について勉強するなら、副作用やアナフィラキシーについても勉強する」という価値観もあれば、**後輩 Bさん** のように「言われた“がん薬物療法について”だけ勉強する」という価値観もあります。多様な価値観を認め合い、「これも1つの価値観なのだ」ということを認めたうえで、どのようにかかわるか、を考えていくようにするとよいでしょう。

後輩 Bさん の例で考えると、まず、がん薬物療法について勉強してきたことを認めます。しかし、その日、患者さんを受け持つのであれば、不足している知識やスキルを指導する先輩が補ったり、モデルとなって伝えたりします。そのなかで、副作用やアナフィラキシーについても勉強が必要だということを、一緒に確認できるのが理想です。

表1 アンコンシャス・バイアスから生まれる言動（例）

価値観の決めつけ	**「普通は○○だ」** **「たいてい○○だ」**など	
能力の決めつけ	**「どうせ無理」** **「そんなことできるわけない」**など	
解釈の押しつけ	**「そんなはずはない」** **「○○に決まっている」**など	違う解釈を受け入れない
理想の押しつけ	**「○○であるべき」** **「○○でないとダメ」**など	自分の理想を相手に求める

守屋智敬：アンコンシャス・バイアスは解消できるものでしょうか．共同参画 2021；144：3．より引用

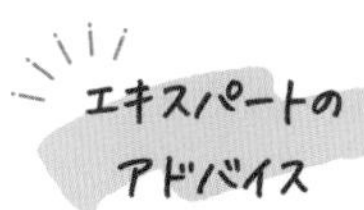

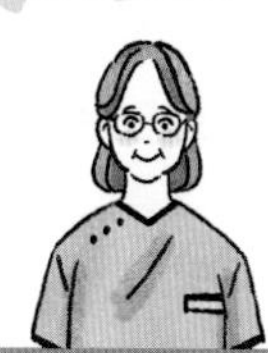

先輩の思いと後輩の理解がずれると、お互いがつらい思いをします。必ず「すりあわせること」が大切です。

（田口智恵子）

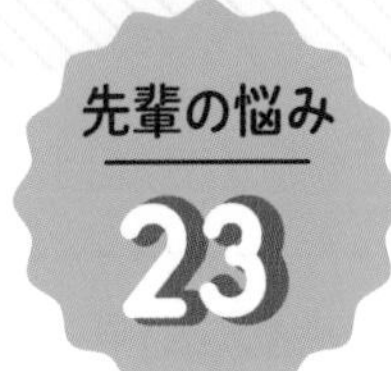

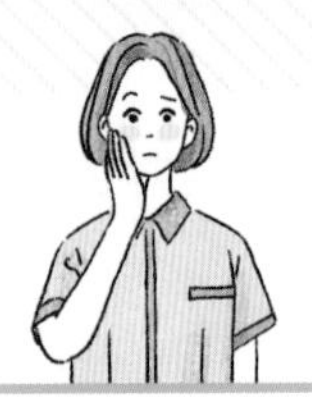

"勉強してほしいけれど…"
という悩み

後輩が「勉強しているか」を、どう判断したらよいかわからない

後輩（新人看護師）に、翌日担当する患者さんの「○○について勉強してきてね」と宿題を出しますが、ノートを見ても、本当に勉強しているのかどうかを判断することができません。
いま指導している新人看護師は、まとめノートをしっかり作ってきますが、いざケアを実施する際になるとうまくできません。"がんばって勉強しているのに、うまくいかないのはなぜだろう？　どうフォローしようか…"と思っていたら、実はインターネットサイトを丸写ししただけで、内容をまったく理解していなかったことが最近になってわかりました。
そういう人ばかりではないとは思いますが、今後、どのように指導していけばよいのか、悩みます。

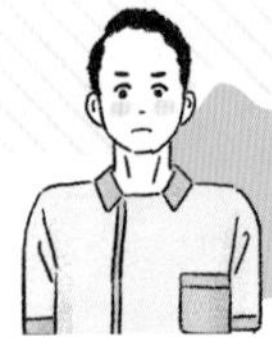

後輩はこう思っているかも…

Aさん ― 宿題は、効率よく終わらせたい。「ノートを作る=勉強する」なら、インターネットサイトを写しておけばよいでしょ？

Bさん ― 宿題をやっても、先輩がノートをちらっと見るだけだったら、しっかり取り組む気持ちになれない。勉強してきたことに加えて追加・助言してくれるなら、がんばろうという気持ちにもなるけれど…。

こうすれば、もっと、うまくいく！

1 宿題に関する「問いかけ」を行う

なぜなら… 理解度は、質問に対する応答の状態から把握できます。

2 必要なら、実践前にアドバイスを伝える

なぜなら… 「ノートを作ること＝勉強」ではありません。調べたノートのまとめを「これからケアする患者さんに対してどう役立てていくか」という視点でかかわってみるとよいでしょう。

✕ これは避けたい

「勉強してきて」と言いっぱなしで、理解度まで確認しない

ココが大事 理解度を確認するための問いかけをするときは、「せめてココまで」「ココまで答えられたらすごい！」などと、自分のなかである程度線引きしておくとよいでしょう。

＼知っておきたい／

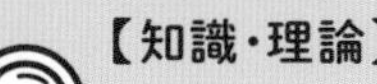

【知識・理論】

「自分にとって必要だ」と思えば、自分から勉強するようになる

後輩指導の場面では、**成人学習（アンドラゴジー）の考え方**が必要なのは、前述のとおりです［→p100］。そうはいっても、年間の教育計画は決まっており、教育係も忙しいですから、「本人がやる気になるのを気長に待つ余裕はない…」というのが、教育係の本音かもしれません。そのためには、質問をうまく活用することが重要です。

後輩に問いかける際は、**問い詰めるような口調にならないように**注意してください。

また、たたみかけるように問いかけを重ねることはやめましょう。１つ問いかけをしたら、相手もしくは自分から、何らかの回答が出るようにします。２つめの問いかけをするのは、その後です。

先輩自身の「勉強に対する考え方」を振り返ることも必要

後輩 Aさん のように、効率よく宿題を終わらせたい…と考える人は少なくありません。これは、宿題の範囲が漠然としている（例：がん薬物療法について調べて、 など）から生じる気持ちかもしれません。インターネットなどから知識を得るのも悪いことではありませんが、その情報が信頼できるものなのかは、一緒に確認したほうがよいでしょう。

また、宿題を出したら、調べてきた内容がどのように患者さんのアセスメント・ケアにつながるのか、必ず補足していきます。そうすれば、**後輩 Bさん** のようなタイプは、自然と勉強する姿勢が身につくことでしょう。

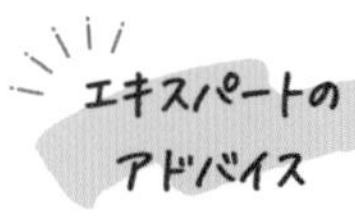

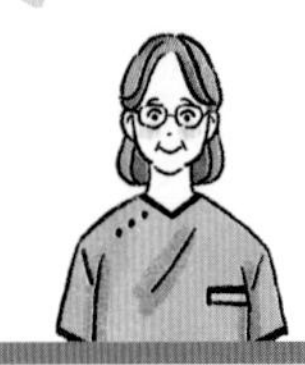

「勉強って大事だな」と思えたら、後輩は自分から勉強するようになります。

「怒られたくない」という消極的な気持ちが学習の動機にならないようにしましょう。

（田口智恵子）

先輩の悩み

24

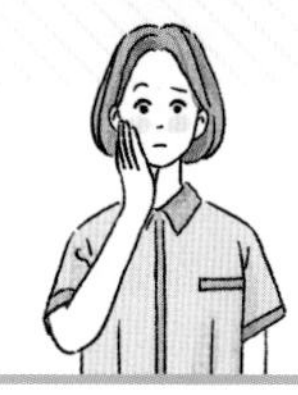

“勉強してほしいけれど…”
という悩み

1週間前に「予習しておいて」と伝えたことを、実施直前まで確認しない

先週、後輩（新人看護師）に「外科手術を受ける患者さんのケアについて、来週までに確認しておいてね」と伝えました。「わかりました」と返事があったので安心していたのですが、手術当日の朝になってから、あわてて プリントを見ながら、休憩室の書籍をめくっています。
余裕をもって1週間前に宿題を出したので、やってこないとは思ってもみませんでした。予習が足りなくて苦労するのは自分なのに…とモヤモヤしています。

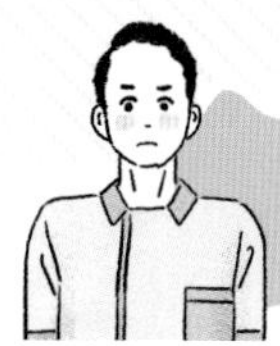

後輩はこう思っているかも…

Aさん ― 何を勉強すればいいか、具体的に指示してくれたらできるけれど…。

Bさん ― 仕事の後に、広い範囲の勉強をするのは難しい。

Cさん ― 「明日実施すること」の勉強で手一杯で、「来週まで」という宿題は後回しになってしまう。

こうすれば、もっと、うまくいく！

1 「なぜ前もって取り組めなかったのか」本人に聞いて、対応策を考える

なぜなら… できなかった理由を探り、どうすればできそうか考えることが大切だからです。

2 「時間がなくて」できなかったのなら、タイムスケジュールを一緒に調整する

3 「範囲が広すぎて」できなかったのなら、スモールステップを意識して宿題を出す

✕ これは避けたい

何から手をつけたらいいかわからない宿題を出す

ココが大事 担当する患者さんに関するケアについて予習してもらうときは「D病室のEさんの担当を来週からしてもらうから、このプリントを読んでわからないことがあったら調べてきてね」などと伝えます。

＼知っておきたい／
【知識・理論】

宿題を出すなら「明日すぐ使えること」に絞るのが効果的

成人学習理論では「学習者は、学んだことを実生活に早く活かせることを好む」とされています［→p100］。

学びのテーマを決めるとき、**「将来、役立つこと」より「明日すぐに役立つこと」**に魅力を感じるし、学習意欲がわきませんか？ **後輩 Aさん** の言うように、仕事を始めたばかりの新人看護師であれば、なおさらその傾向が強いことでしょう。

宿題を出すときには、「来週までに○○を調べる」ではなく、１週間後に○○が調べ終わるように、宿題を分解し、毎日１つずつ調べるようにできないか、考えてみてください。そうすれば、**後輩 Bさん** のように、やる前から消極的にならないと思います。

時間にゆとりのある宿題を出したときは、進捗状況を確認する

後輩、特に新人看護師のなかには「その日の実践の振り返りで出てきた宿題を、自分なりに整理するだけで精一杯…」という人もいます。そのような場合には、この１週間の間で、どのように予習を組み込んでいくか、一緒に考えていくことが大切です。

新人看護師の成長過程は、人それぞれです。年間の教育スケジュールどおりに成長できる人も、そうでない人もいます。もし、教育スケジュールに追いつかないと感じた場合は、主任や師長、他の先輩たちと相談し、スピードを少しゆっくりにするなど調整してみてもよいでしょう。

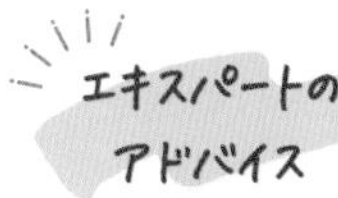

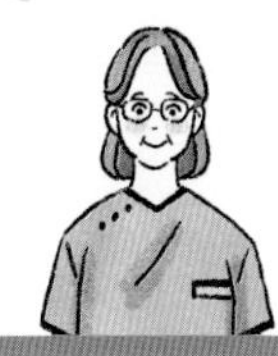

勉強した内容が実践につながるように配慮しましょう。「次の日に受け持つ患者のケア」に活用できるような、的を絞った宿題を出すのが効果的です。

（田口智恵子）

先輩の悩み
25

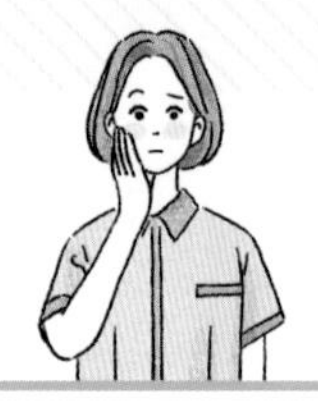

“勉強してほしいけれど…”
という悩み

「宿題を出さない」方針では、後輩が成長できない気がする

師長から「離職防止のため、新人看護師に負荷をかけないように」という方針が伝えられました。休息をしっかりとれるよう、「時間外の勉強会をやってはダメ、宿題もなるべく出さないように」とのことで、後輩（新人看護師）たちにはおおむね好評です。
でも、それでは仕事を覚えられないと思うので、私が指導を担当している後輩（新人看護師）には翌日の患者さんに関することについて少しだけ宿題を出すようにしていますが、嫌そうな顔をされてしまいます。
教育目標も以前より緩くなっていますし、いまの２年目看護師と数年前の２年目看護師のレベルを比べると、明らかに成長の度合いはゆっくりです。数年後、後輩が困らないようにしてあげたいだけなのですが…。

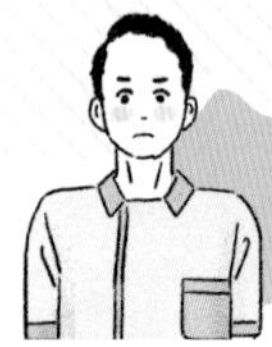

後輩はこう思っているかも…

Aさん ― また宿題？ 疲れているのに、勉強なんてできないよ。

Bさん ― その宿題は、今必要なのかな…。いま必要じゃない宿題は、出さないでほしいな。

こうすれば、もっと、うまくいく！

1 後輩に「教育計画の全体像」と「今の習得状況」を説明する

具体的には… 「今はここだから、○○の勉強をしよう」「○○が終わったら、次は△△だよ」と教育計画に沿って進めることを説明します。

2 やみくもに宿題を出すのではなく、習得状況に合わせて「必要なら出す」と伝える

✕ これは避けたい

「師長に言われたから」と宿題を出さず、裏で文句を言う

ココが大事 少しの宿題で、最も効果が得られるように、後輩と一緒に考えていくことが教育係の役割の１つです。

＼知っておきたい／
【知識・理論】

大切なのは「勉強時間の多さ」ではない

看護業務の習得に重要なのは、**現場での経験から学ぶこと**です。資料を見たり、講義を聞いたりするよりも、実際に経験するのが最も効果的です。とはいえ、単に「経験するだけ」では不十分です。まして、看護業務は、患者さんの生命にかかわることですから、ある程度の勉強は不可欠です。

しかし、自分で「自分には勉強が必要。勉強しなければ」と思わなければ、勉強する意欲はわいてきません。**後輩 Aさん** のように、疲れているから宿題をやりたくない、と感じている後輩に対しては、本人が「自分には勉強が必要だ」と感じられるようにかかわる必要があるのです。

そのために重要な考え方が、**コルブの学習サイクル**です［→p68］。しかし、常に学習サイクルを回し続けることは、簡単ではありません。

✔ 学習サイクルを回すために「３つの壁」を意識する

新たな「経験」をしたら、「振り返り」を行って「次回への教訓」を導き、その教訓を次の実践で「応用してみる」、というこの一連の流れが、学習サイクル

です。このサイクルをうまく回し続けていくためには、以下の３つの壁を乗り越える必要があります（図１）。

図１ 学習サイクルを阻害する３つの壁

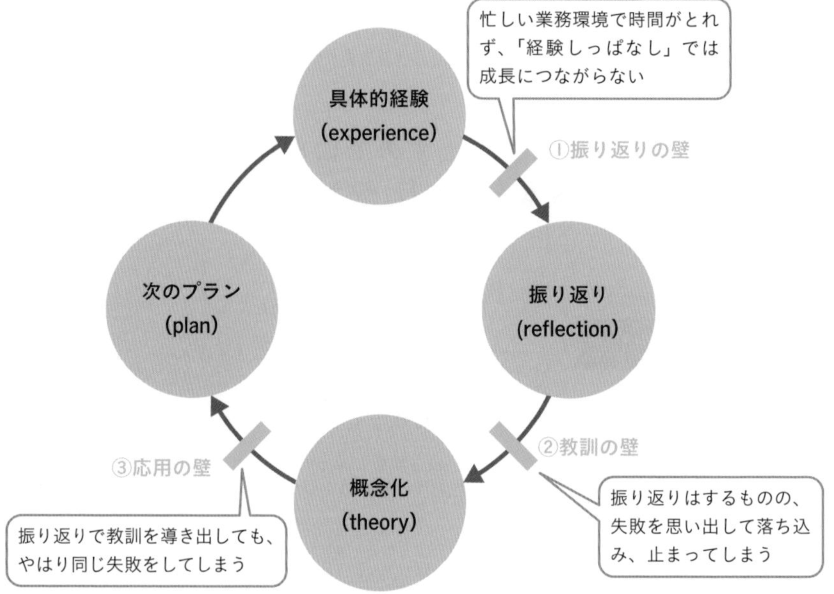

忙しい業務環境で時間がとれず、「経験しっぱなし」では成長につながらない
具体的経験
(experience)
①振り返りの壁
振り返り
(reflection)
②教訓の壁
振り返りはするものの、失敗を思い出して落ち込み、止まってしまう
概念化
(theory)
③応用の壁
振り返りで教訓を導き出しても、やはり同じ失敗をしてしまう
次のプラン
(plan)

Kolb DA. Experiential learning: Experience as the source of learning and development. Prentice Hall Inc., New Jersey, 1984: 25. をもとに作成

「振り返りの壁」を壊すには

新しい経験をしたら、短時間でもいいので、一緒に振り返りを行いましょう。その際には「できていたこと」「できていなかったこと」を明確にして共有し、できなかったことをできるようになるためには、どのような学習が必要なのかを伝えます。

後輩 Aさん Bさん のように、勉強する目的が見えずにやる気がでないタイプの人は、ひょっとすると、これだけで、宿題をすすんでやろうとするかもしれません。

「教訓の壁」を壊すには

失敗を過剰に恐れるタイプの人は、よく、この壁の前で立ち止まってしまいます。失敗の原因がわかれば、予防策を講じることもできるので、このステップは大切です。振り返りを行うときに、失敗を責めるのではなく、「どうすれば次回はうまくやれそうか、一緒に考えていきたい」と伝えましょう。

ゆくゆくは、後輩が「次に成功するための教訓を得られれば、失敗経験も無駄ではないのだ」と思えるように、先輩の体験談を話してみてください。

「応用の壁」を壊すには

同じ失敗を繰り返した後輩は、自信をなくしてしまい、「勉強しても、自分はもうできるようになれない」などと悲観的になってしまう可能性があります。この場合には、もう一度「どうすれば次回はうまくやれそうか」を一緒に検討し、新たな教訓として追加し、次の実践に備えます。

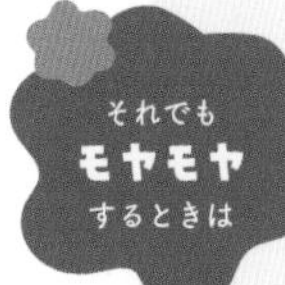

「3つの壁」を取り除くには、先輩たちの経験談が有効

後輩、特に新人看護師の場合、一緒に振り返りを行っても、そこから先でつまずいてしまう…という悩みを抱える人も少なくありません。教訓を導き出すことができないことや、導き出した教訓を実践で活かすことができないこともあるでしょう。

そんなときは、2年目看護師に「新人看護師対象の勉強会」を実施してもらうとよいでしょう。ちょっと上の先輩の新人時代の失敗点やどう乗り越えたのかなどを聞くことは有効です。2年目看護師にとっても、勉強会の準備が1年前のアウトプットとなるので、成長できるよいチャンスとなります。

それでも**モヤモヤ**するときは

2年目看護師は「一人前の看護師」として周囲から認められるうれしさを感じています。しかし、その反面、先輩たちの指導が新人看護師に集中することから「自分も指導してもらいたいのに…」という不安な気持ちも抱えています。

そのような不安をやわらげるためにも、2年目看護師による「新人看護師対象の勉強会」は有効です。2年目看護師が1年間を振り返って「自分が得た教訓や、応用のための工夫」を話すことは、自分たちの学習サイクルを回すことにもつながるのです。

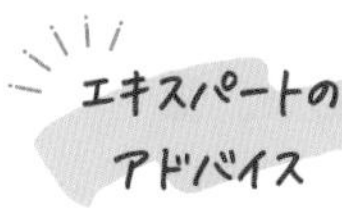

宿題は「出せばいい」というものでも、「部の方針で出さない」と決めるものでもありません。

教育係だけが抱え込むのではなく、必要時には周囲の力も借りて、指導を行いましょう。

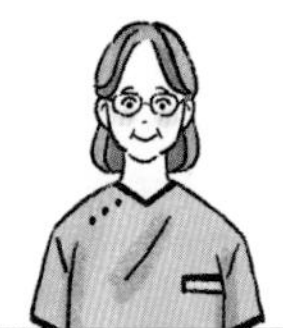

（田口智恵子）

先輩の悩み

26

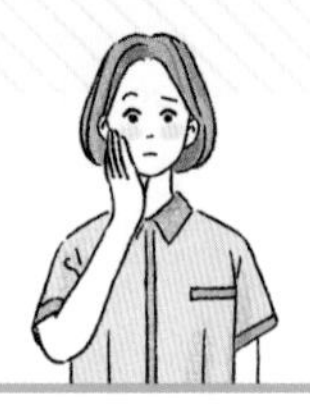

“勉強してほしいけれど…”
という悩み

年々、新人に求めるレベルが低くなっているから、アセスメント力が伸びないのでは…

新人看護師を「叱ってはいけない」「ほめて伸ばす」方針をとるのはよいと思うのです。でも、 だからといって「新人看護師は、職場に来るだけで十分だとほめる」のは、さすがに目標が低すぎるのでは…と感じます。
「ほめて伸ばす」方針になってから、新人看護師の離職率は低くなったかもしれませんが、そのぶん、一人前の看護師としてひとり立ちする時期は遅くなったように感じます。特に、アセスメントが不十分な若手が多いので、心配です。

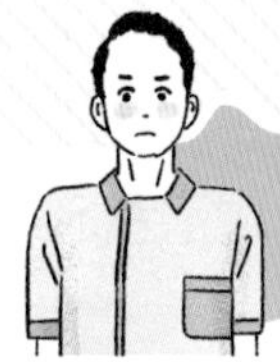

後輩はこう思っているかも…

Aさん ― たまには、できるようになったことをほめてほしい。怖い先輩には、知らないことを聞きづらい。

Bさん ― 「アセスメントできてない」と指摘するだけではなく、何をどうすればできるようになるのか、あわせて教えてほしい。

こうすれば、もっと、うまくいく！

1 スモールステップの積み重ねを意識してかかわる

なぜなら… 小さな成功体験を積み重ねることが、大きな成功をもたらすからです。スモールステップで「看護をした」という実感から自らの学習につなげてもらいます。

2 「時代は変わっていくもの」という認識をもつ

✕ これは避けたい

自分の新人時代を基準に「たるんでいる、甘やかされている」と一方的に決めつける

ココが大事 自分が新人だったときに求められていた基準が高すぎた可能性もあります。

＼知っておきたい／【知識・理論】

「成長したい」という気持ちは「満たされている状態」でなければわいてこない

人間の欲求は、５段階のピラミッドのように構成されており、低階層の欲求が満たされると、より高い階層の欲求へ進むといわれています（図１［→p116］）。この図に沿って、１つずつ、以下を確認してみましょう。

生理的欲求は満たされている？

食事を摂れているか、眠れているか、が該当します。顔色や表情がいつもと違うと感じたら、声をかけて聞いてみてください。

これらが不十分だったら、早く帰って休めるよう、終業後の指導を控える必要があるかもしれません。

安全の欲求は満たされている？

はじめての経験への不安でビクビクしながら働いていないか、怖い先輩から

図1 マズローの欲求5段階説

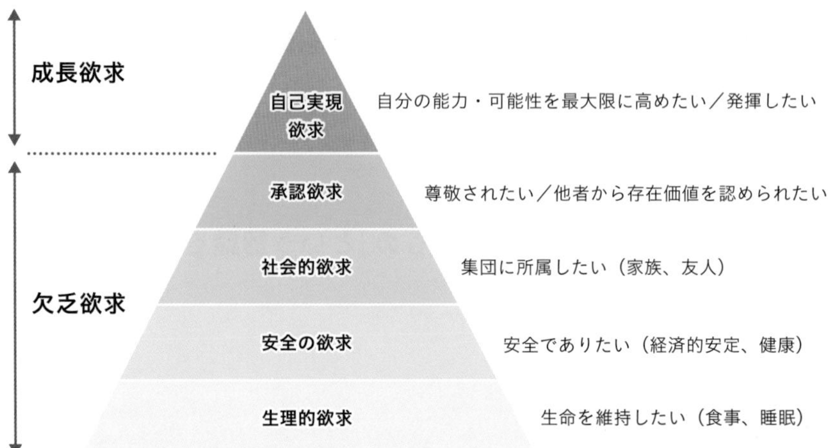

身を守っているように感じていないか、が該当します。ふだんの行動を見ているとわかることが多いです。

不安や人間関係の悩みもサポートすることを伝えます。また、**後輩 A**さんの言うように「できたことをほめる」と、安全と感じるかもしれません。

チームの一員として迎える雰囲気がつくられている？

社会的欲求は、所属と愛情の欲求ととらえられます。

新人看護師を「足手まとい／できない」と思っている雰囲気は、確実に伝わるので、部署全体で気をつけたいところです。

新人看護師に手渡すウェルカムカードを作成したり、師長や主任とも協力して、部署全体で歓迎しているムードをつくれるとよいでしょう。

1人ひとりのスタッフが、笑顔であいさつすることも大切です。

チームの一員としての存在価値を認められている？

承認欲求を満たすためには、小さなことでも「よいところ、できたところ」を具体的に承認できるような指導をめざすことが大切です。

後輩 Bさんの言うように、まずはできていることを認めたうえで、できていなかったことを伝え、それができるようになるためには何を勉強したらいいか、一緒に考えていけるとよいでしょう。

「アセスメント力を伸ばすこと」と「求めるレベルが低いこと」は別次元の問題

基礎教育を終えたばかりの新人看護師は、目の前の患者さんをいろいろな側面から、的確にアセスメントする力をまだ有していません。そこは、教育係のサポートが必要です。例えば、

- **この患者さんには、どんなチューブ類が挿入されていて、抜けないようにどんな工夫が必要と考えられるか？**
- **転倒のリスクを防ぐため、ベッド周囲の環境整備をどのようにしておけばいいか？**

など、新人看護師のアセスメントが不足しているところを、教育係が「患者さん中心で考えたアセスメントやケア」を、言葉や行動で、ぜひ伝えてください。その際には、タナーの臨床判断モデルを用いると、回復の共通性を基盤に、1人の患者さんの特徴や背景をとらえなおすことにつながります（図2）。

図2 臨床判断モデル

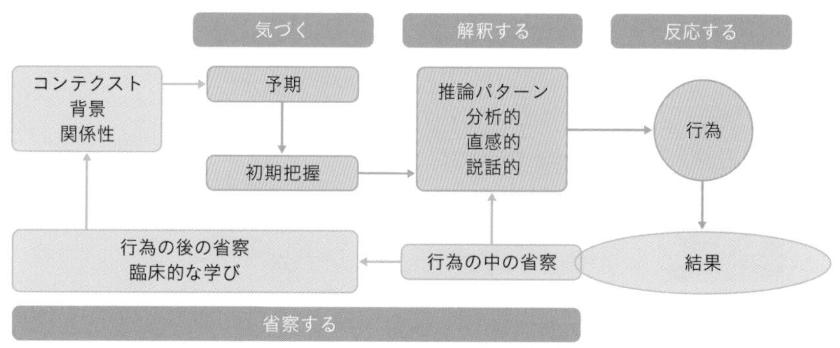

Tanner C : Thinking like a nurse : A research-based model of clinical judgment in nursing. *J Nurs Educ* 2006 ; 45 (6) : 204-211. をもとに作成

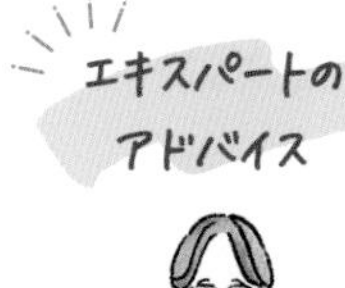

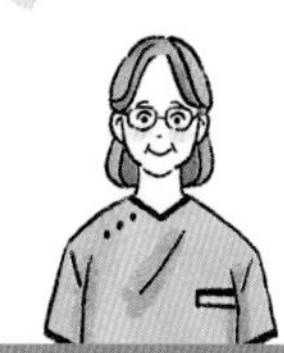

やみくもに要求度を高くしてしまうのは、逆効果です。「新人看護師に求めるレベルが低い」と感じたら、どのようにサポートしていったら効果的にレベルを高めていけるのか、具体的に考えてみましょう。

（田口智恵子）

先輩の悩み
27

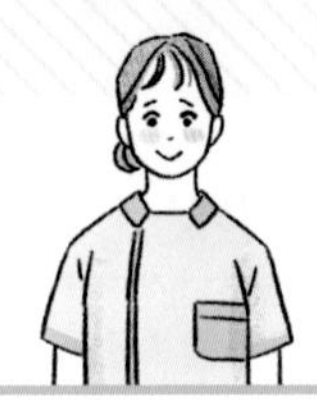

“質問されるのが嫌だと言われても…”という悩み

「根拠は?」「なぜ?」と聞くと、すごく嫌そうな顔をする

指導を担当している後輩（新人看護師）が、ケアを実施するときに「なぜ、このケアを実施すると思う？」「このケアを行う根拠は？」などと質問すると、とても嫌そうな顔をします。理解度を確認したいから質問しているだけなのに、そんな表情をされるとイラッとしてしまいます。
わからないなら「わからない」と素直に言ってくれれば「一緒に勉強しよう」と声をかけられるし、ある程度までわかっているなら「○○の本にもうちょっと詳しく書いてあるから読んでみようか」などとやさしく声をかけられるのに…。

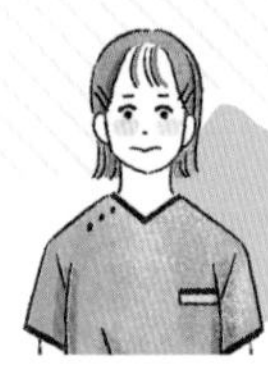

後輩はこう思っているかも…

Aさん — 業務をこなすのが精一杯で、「なぜ」を考えることができず、何も答えられなかったのが悔しくて…。

Bさん — いちいち質問されるのは、あら探しをされているようで嫌だ…。

こうすれば、もっと、うまくいく！

1 「どのように考えているのかを知って、一緒に勉強したい」ことを伝える

なぜなら… 意地悪しているわけではなく、看護を行ううえで必要なことだから質問しているのだ、という事実を伝えることが重要です。

2 質問するときは、口調がきつくならないように注意する

✕ これは避けたい

質問に答えられないことを理由に、怒ったり、責めたり、突き放したりする

ココが大事 イラッとして責めても、関係性が崩れるだけで、いいことは1つもありません。

＼知っておきたい／【知識・理論】

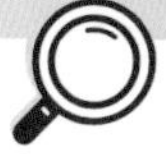

嫌な顔をするのは、答えられない自分を恥じているからかも

すべての後輩は、たとえ新人看護師であっても、看護基礎教育で、根拠の大切さについて学んできています。そのため、**後輩 Aさん** のように、ちゃんと答えられない**自分を「ダメだ」「使えない」と感じて**しまい、嫌な顔をしているのかもしれません。

しかし、忙しい業務のなかで後輩のためを思って質問しているのに、嫌な顔をされたら、イラっとしてしまうこともあるでしょう。そんなときに役立つのが、**アンガーマネジメント**です。

アンガーマネジメントは、いわば、怒りやイライラの感情をコントロールする方法です（図１ [→ p 120]）。怒りやイライラを衝動的にぶつけてしまい、後輩との信頼関係が崩れてしまわないよう、気をつけたいところです。

図1 アンガーマネジメントの全体像

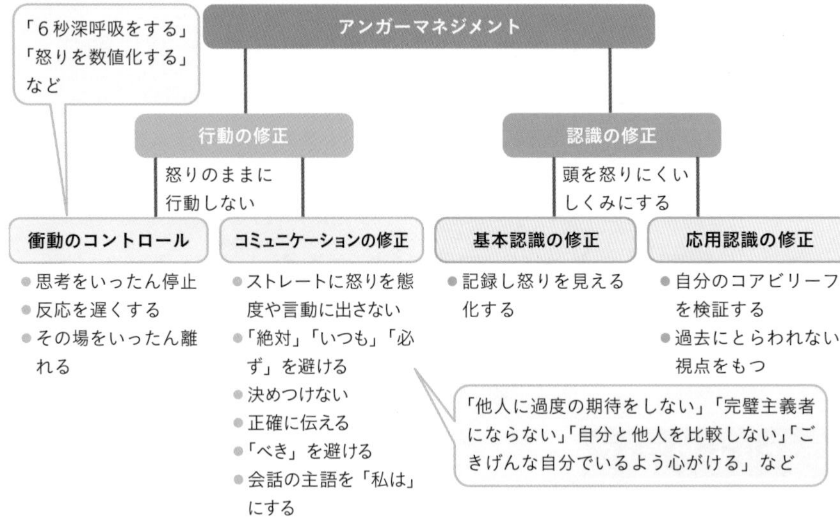

安藤俊介：アンガーマネジメント入門．朝日新聞出版，東京，2021：67．より一部改変のうえ転載

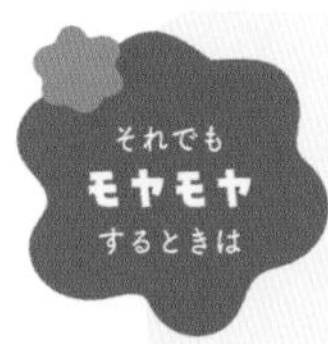

イラッとする気持ちを「もってはいけない」わけではありません。イライラをストレートに相手にぶつけなければ、それで十分です。

もし、イラッとしたら、いったん思考を止めたり、反応を遅らせたりしてみてください。そして、ちょっと気持ちが落ち着いてから、「もし、根拠がわからないようだったら、一緒に勉強してみようと思っているよ」などと補足してみるとよいかもしれません。

「なぜ？」を常に意識することが、ケアの質向上につながる

何かを説明するときに「Why（なぜ？）→How（どうやって？）→What（何を？）」の順に説明すると、人は心を動かされる[1)]という考え方があります。リーダーシップを考えるときにしばしば言及される**ゴールデンサークル理論**です（図2）。

図2 ゴールデンサークル理論

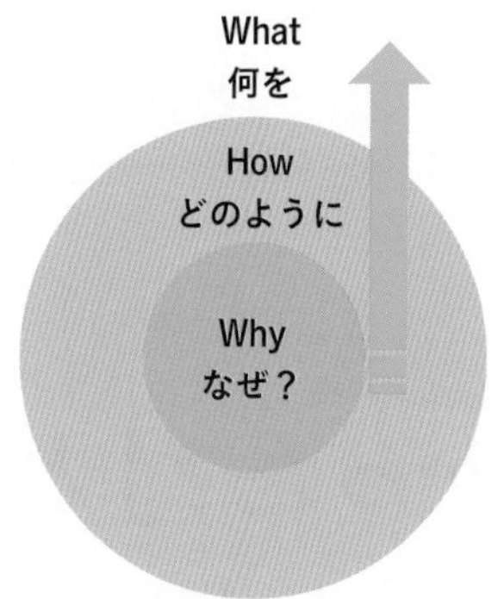

〈後輩への説明の例〉
What：術後の患者さんのバイタルサインを計測したら、すぐにカルテに入力します
↑
How：（どこにいても情報共有できる）電子カルテに入力すればOKです
↑
Why：術後患者さんのバイタルサインは、医師も気にしてチェックしています

看護業務を学ぶとき、すぐに使える知識を学ぼうとすると、
「どのように？（How）」
「何を？（What）」
に比重が傾きがちです。しかし、患者さんや家族から聞かれることの多くは、
「なぜ？（Why？）」
の部分ではありませんか？

大事だからこそ質問しているのだ、という自負をもちましょう。

「なぜ、この質問をしているのか」を一言添えると、**後輩 Bさん** のように、あら探しされていると感じて嫌な顔をしなくなるかもしれません。

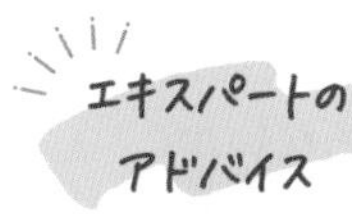

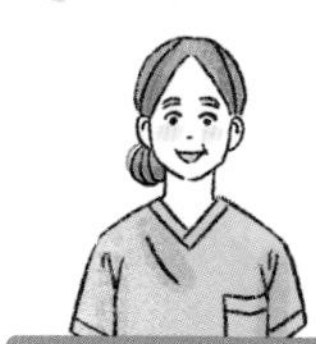

後輩が嫌な顔をしても、躊躇せず「根拠は？」「なぜ？」と聞きましょう。

先輩の問いかけが後輩の成長のカギとなります。

（田口智恵子）

引用文献
1）Sinek S. How great leaders inspire action. TED Talks, 2009,
http://www.ted.com/talks/simon_sinek_how_great_leaders_inspire_action.html（2023.4.28アクセス）.

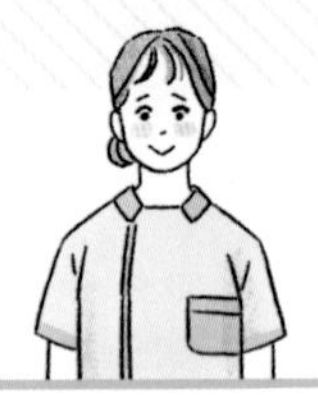

“質問されるのが嫌だと言われても…”という悩み

失敗したとき「何がわからなかった?」と聞いたのに、返事もしない

指導を担当している後輩（新人看護師）が、 はじめて○○のケアを行ったときのこと。うまくいかなかったため、途中でバトンタッチして、最終的には私がケアを行いました。
ナースステーションに戻るとき「何がわからなかった？」と聞いてみましたが、黙りこんで返事もしません。次回は成功してほしいから、アドバイスしてあげたいのですが…。

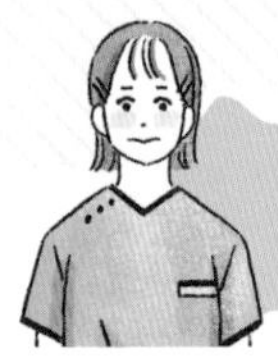

後輩はこう思っているかも…

Aさん — 自分でも「何がわかっていないのか」がわからないから、答えられない。どこがダメだったのか、何をどう勉強したらいいか、一緒に考えてほしい。

Bさん — 「うまくいかなかった=何も理解できていない」ということですよね…。

 こうすれば、もっと、うまくいく！

1 「何をわかっていないか」を一緒に考える

なぜなら… 後輩、特に新人看護師は「何がわかっていて、何がわかっていないのか」わからない状況にあるからです。一緒に考えサポートすることが大切です。

2 移動時間で済ませず、時間をとって「振り返り」を行う

✕ これは避けたい

「できなかった＝ダメ」と全否定する

ココが大事 「次回は成功できるように、どこでつまずいたのか、一緒に考えよう」と伝えると、新人看護師も受け入れやすくなります。

＼知っておきたい／
【知識・理論】

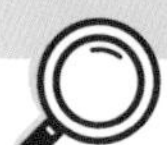

「返事をしない＝反省していない」とは限らない

失敗してしまった後輩は、ただでさえ落ち込んでいます。

もしかしたら、後輩は「返事をしない」のではなく「返事できない」状況なのかもしれません。失敗したことに対する混乱、怒られるのではないかというおびえ、忙しい教育係の手をさらにわずらわせることに対する遠慮などが心の中でうずまいているときに、「何がわからなかったの？」と聞いても、うまく答えられる人は多くないと思います。

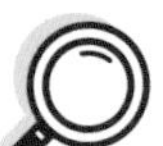

「うまくいったこと／いかなかったこと」「こうすればよかった」を考える

プロフェッショナル教育に有効な手法として、**SEA法（significant event analysis）**があります。物事が起こった原因を以下の６段階で振り返り、改善策を考える手法です。

SEA法の6段階

❶ 事象の記載
❷ そのときの感情
❸ うまくいったこと
❹ うまくいかなかったこと
❺ こうすればよかったと思うこと
❻ 次への行動計画

失敗は「すべてがうまくいっていない」ことよりも、「**ある一部分がうまくいっていない**」ことのほうが多いといわれています。うまくいった部分に目を向けながら、うまくいっていないところをどう改善するかを考えるときに役立つのが、SEA法だといわれています。

この方法は、多職種による医療チームでの振り返りの場面などで、用いられることがあります。ただし、**後輩 Aさん** のように意欲がある場合は有効かもしれませんが、**後輩 Bさん** のように落ち込みが激しい場合には、使いづらいともいわれます。

うまくいかなかったところがわからない場合は「順序立てて」振り返る

振り返りを行うときには、ビジネスの場面でよく活用されている、ギブスの**リフレクティブサイクル**を用いるのも有効です（図1）。

リフレクティブサイクルは、結果ではなく**「経験」に焦点を当てて振り返りを行う**のが特徴です。

うまくいかなかったという結果だけにとらわれて、“あれも、これも、全部がうまくいかなかった…”と悪い点にしか注目できない**後輩 Bさん** のようなタイプの人には、試してみてもよいでしょう。

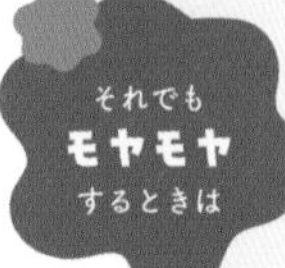

新人看護師にとって「やさしく怒らない先輩」がよい先輩とは限りません。厳しくても、筋がとおっていて、努力を認めてくれる先輩が、よい先輩です。

「怖い先輩」と思われるのはうれしいことではありませんが、新人看護師が成長できるように導くのが教育係の務めだということを忘れないようにしましょう。

図1 リフレクティブサイクルを用いた振り返りの例

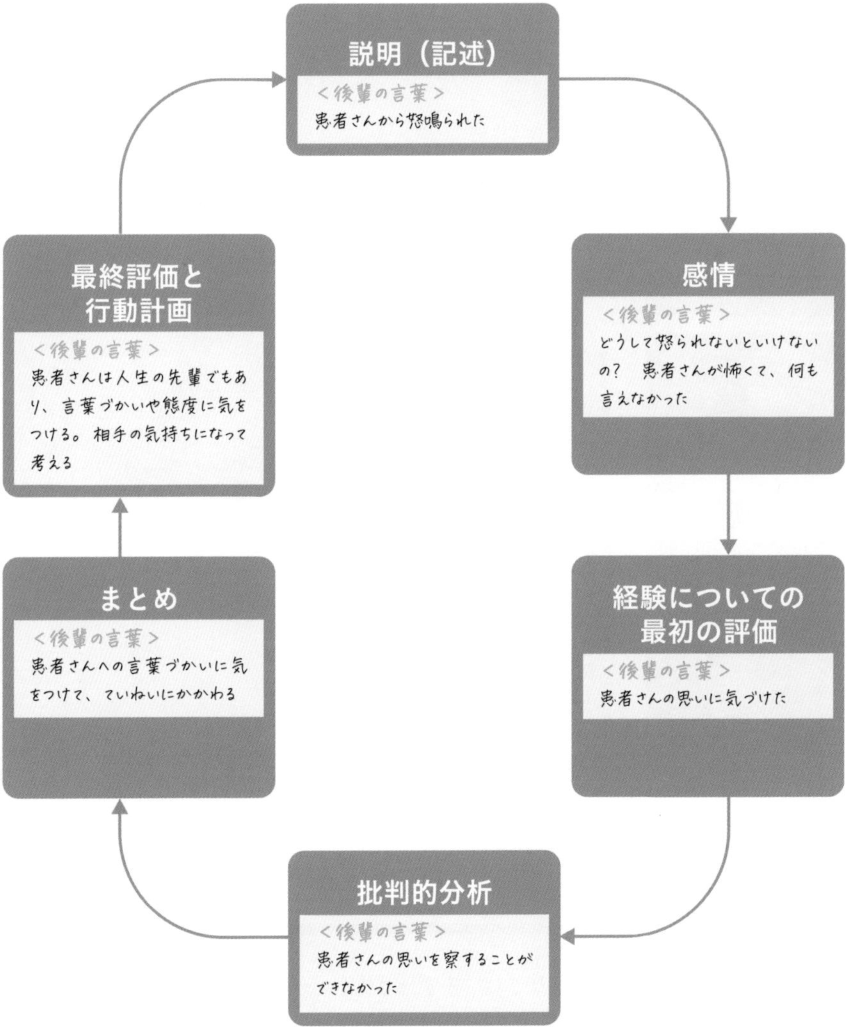

説明（記述）
<後輩の言葉>
患者さんから怒鳴られた

感情
<後輩の言葉>
どうして怒られないといけないの？ 患者さんが怖くて、何も言えなかった

経験についての最初の評価
<後輩の言葉>
患者さんの思いに気づけた

批判的分析
<後輩の言葉>
患者さんの思いを察することができなかった

まとめ
<後輩の言葉>
患者さんへの言葉づかいに気をつけて、ていねいにかかわる

最終評価と行動計画
<後輩の言葉>
患者さんは人生の先輩でもあり、言葉づかいや態度に気をつける。相手の気持ちになって考える

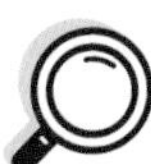

振り返りでは、後輩が話しやすい雰囲気をつくる

振り返りをダメ出しの時間にしてはいけない、と先述しました［→p 58］。

新人看護師にとっては、どんな人であれ、先輩は「上の立場」で「怖い」存在です。そのような存在である先輩と、自分の失敗について振り返らなければならないのは、なかなか気が重いことでしょう。だからこそ、教育係が、話しやすい雰囲気をつくることが大切なのです。振り返りのときに役立つスキルを活用しましょう（表1）。

表1 振り返り（フィードバック）のスキル

傾聴する	● うなずき、あいづち、アイコンタクト ● 確認：繰り返し（オウム返し）、言い換え ● 促し、沈黙に耐える
承認する	● YOUメッセージ：あなたは○○ですね ● Iメッセージ：あなたが○○で、私は△△だった ● WEメッセージ：あなたの○○について、私も△△だったし、患者さんも□□だった
オープンでパワフルな質問をする	可能性を引き出しつなげる問いかけ（問題解決型） <例> ● どうしたいと思っていますか？ ● どうしたら成功したいと思いますか？ ● どうしたらできると思いますか？ 具体化する質問 <例> ● それはどういう意味だろう？ ● …について、もう少し説明してみてください

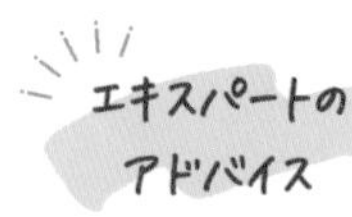

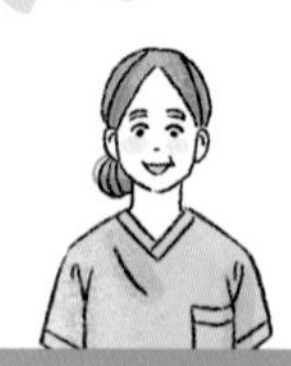

振り返りでは、まず「うまくいっているところ」「できているところ」に目を向けましょう。そうしないと「うまくいかなかったところ」「できなかったところ」の振り返りはできません！

（田口智恵子）

参考文献

1）田村由美，池西悦子：看護のためのリフレクションスキルトレーニング．看護の科学社，東京，2017．

2）大西弘高，錦織宏，藤沼康樹 他：Significant Event Analysis：医師のプロフェッショナリズム教育の一手法．家庭医療 2008；14（1）：4-11．

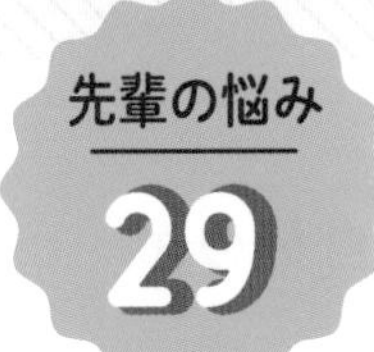

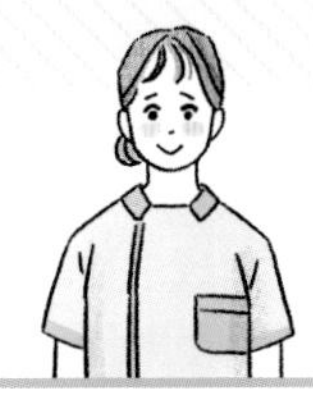

“質問されるのが嫌だと言われても…”という悩み

「自分の考える看護（看護観）」について質問しても答えてくれない

指導を担当している後輩（新人看護師）に「あなたの考える看護って？」と、ときどき質問するのですが、いつも「私は技術がまだまだなので…」とはぐらかされてしまいます。先輩である私の気に入るような答えを探しているのだろうか、それとも、バカにされるから言いたくないと思っているのだろうか、とそのたびにモヤモヤしてしまいます。
臨床に出たからこそ「自分の考える看護」をはっきりもっていないと、日々の業務に追われて大事なことを見失ってしまいそうな気がして心配です。

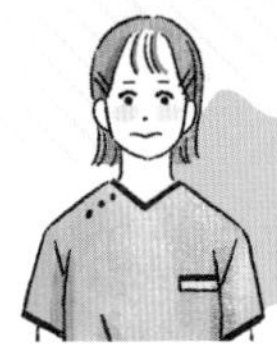

後輩はこう思っているかも…

Aさん ― 自分から話をするのは恥ずかしい。先輩から話してくれるとうれしいけれど…。

Bさん ― みんな、そんなにはっきり「看護観」をもっているのだろうか。臨床は、学生時代に想像していたよりはるかに忙しく、看護って何だろう、と思うようになってきた。

こうすれば、もっと、うまくいく！

1 「相手の思い」を聞きたいときは、まず「自分の思い」を伝える

例えば…　受け持った患者さんに関連づけて、自分が考える「看護とは何か」を後輩に伝えてみます。

2 そもそも「まだ看護観がない」後輩に対しては、これからみつけていけるようにはたらきかけていく

例えば…　後輩、特に新人看護師のなかには「看護師になること」を最終目標としていたため、「看護とは」という問題まで考えが及んでいない場合もあります。『看護とは何か』を折に触れて一緒に振り返ってみましょう。

✕ これは避けたい

「あなたにとっての看護は？」と問いかけるだけで、先輩自身の考えを話さない

ココが大事　ケアの場面と関連づけて、教育係の考えを伝えます。そのうえで「あなたは、どう考える？」と問いかけていくようにしましょう。

＼知っておきたい／【知識・理論】

忙しい臨床だからこそ、日々のケアと関連づけて考えられるようにする

看護とは、**その人の生きる力（生命力）に力を貸すこと**と言い換えることが可能です。

具体的な力の貸し方は、あらゆる**「生活」場面**を通して、あらゆる**手段を思考**しながら、最も有効と思われる方法で行われます。加えて、提供する看護が、

そのつど患者さんの生命力の消耗を最小にするように配慮されるべきです。

こういった原則は、日々のあわただしさにまぎれて見失いがちなので、折に触れてケアと関連づけて話をしていかないと、後輩の意識に残りません。また、話すことで、教育係である自分にとっても、自分の看護を振り返る貴重な機会になると思います。

後輩 Aさん のように、看護観をもっているけれど話しづらいという人に対しては、積極的に、先輩の考え方を話してみましょう。「ベッドサイドで患者さんとコミュニケーションをとることも、私は大事な看護だと思っているのだけれど、Aさんは、どう思う？」などと促してみると、話しやすくなるでしょう。

一方、**後輩 Bさん** のように、看護観を見失ってしまった人に対しては、患者さんが回復していく過程を、実際にかかわりながら説明するのが有効です。「(患者さんの回復は)スタッフみんなのケアの賜物だね」などと伝えていくようにするとよいでしょう。

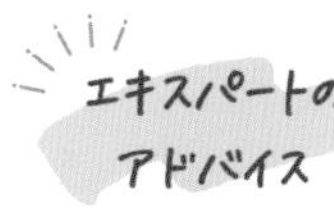

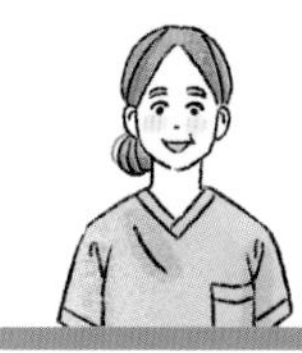

先輩の考える「看護とは何か」を伝えないと、後輩も話してくれません。大事なことも伝わらなくなってしまいます。

（田口智恵子）

参考文献
1）Nightingale著, 湯槇ます, 薄井坦子, 小玉香津子, 他訳：看護覚え書－看護であること看護でないこと－. 現代社, 東京, 2011.

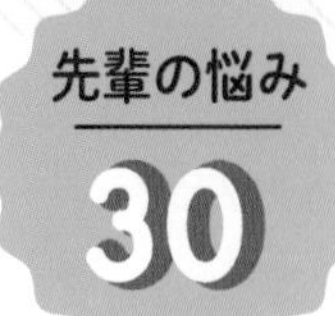

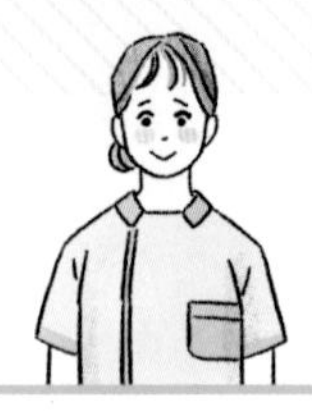

“質問されるのが嫌だと言われても…”という悩み

患者さん対応で困っていたので「一緒に問題に取り組んでみよう」と言ったのに、浮かない顔をしている

指導を担当している後輩（新人看護師）は「自信がない」「怖い」が口癖で、どんなときでも「やっていいよ」などと先輩からの“お墨つき”があることしかやろうとしません。
先日、患者さんから「おなかが張って、つらい」と訴えられて困っていたので、「一緒に問題に取り組んでみよう」と言ったのですが、なんだか気が進まない様子です。
答えをすぐに教えてもらえないからがっかりしたのだろうと思いますが、どうサポートしたらいいのか悩みます。

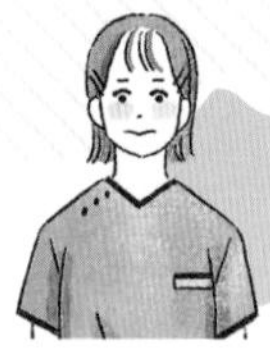

後輩はこう思っているかも…

Aさん — 一緒に取り組んでもらえるのはうれしい。失敗しないように取り組まないと…。

Bさん — 業務を時間どおりにこなすことすらできないのに、問題にも取り組まなければいけないのか…。どうやったらいいか知っているのなら、教えてくれればいいのに。

こうすれば、もっと、うまくいく！

1 自らの経験に即したアドバイスをする

なぜなら… 後輩と先輩の経験に差があるように、知識やスキルにも差がある。先輩が「一緒に考えてくれる」ことは、安心感をもたらすからです。

2 時期によって、適切なかかわり方は変化することを理解する

例えば… 入職直後と半年後では、教育係に求められる役割は変わってきます。最終的に1人立ちすることを目標に、逆算しながらかかわっていくことが大切です。

これは避けたい

「まずは1人でやってみて」と、問題を丸投げする

ココが大事 うまく解決できない場合は、後輩にとっても先輩にとってもつらい経験となってしまいます。考える過程も大切なので、先輩の考えを押しつけるのも、よくありません。

知っておきたい【知識・理論】

「学びの意欲」は、マズローの欲求段階の最上位に該当する

人間には「やる気スイッチ」のような便利なボタンはついていません。そのため、教育係がうまく導くことが大切です。

仕事上で生じた問題を解決することは、マズローの欲求5段階説においては最上位に位置する（＝他が満たされた状態でなければ乗り気にならない）という前提を忘れないようにしましょう［→p116］。

ただし、**後輩 Aさん** のように、積極的に問題に取り組む気持ちがあっても、表情にあまり表さない人もいます。期待したような反応が返ってこないからといって「浮かない顔＝やる気がない」と決めつけないようにしたいところです。

一方、**後輩 Bさん** のように、安全の欲求が満たされていない状態で、問題に取り組もうという気持ちをもてない人もいます。このような場合には、先輩自身が行動しながら、なぜそのように考えたのかを伝えてみましょう。将来の学びのヒントとなるかもしれません。

教育係のかかわり方は、時々刻々と変化する

時期や状況、後輩のキャラクターなどによって教育係のかかわり方は変化します（図1）。

図1 時期によるかかわり方の変化（例：シャドーイングの場合）

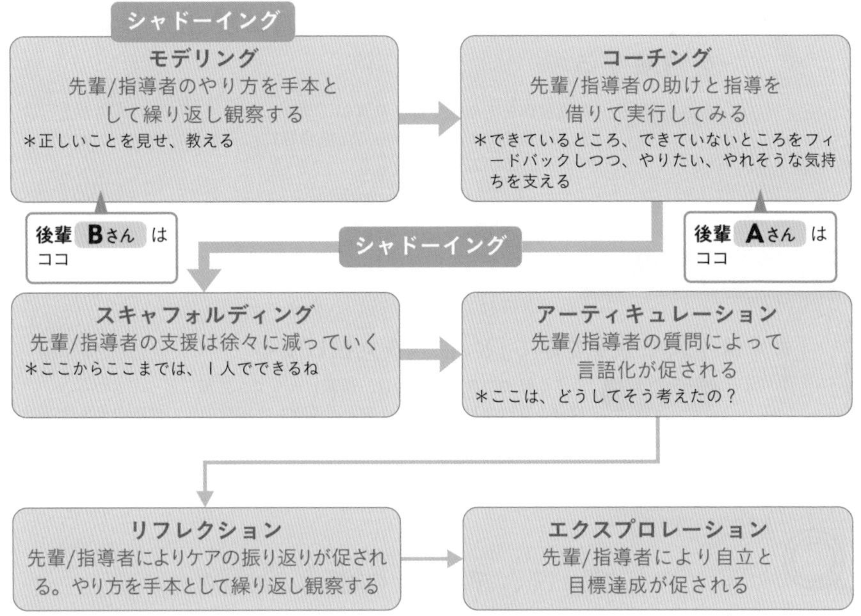

●時期や状況、新人個々によって指導者のかかわり方は変化して、最終的にはファーディング（1人で仕事や実践を行う）するようになる

西田朋子：人材育成方略としてのOJT．看護管理 2022；32（7）：551．より引用
（Stalmeijer RE, Dolmans DHJM, Wolfhagen IHAP, et al. The development of an instrument for evaluating clinical teachers: Involving stakeholders to determine content validity. *Med Teach* 2008; 30（8）: e272-e277）

例えば、モデリングの段階で「1人で考えてやってみて」と言われたら、困惑して何もできません。

しかし、スキャフォルディングの段階で「○○がダメだった、△△もダメだった」とダメ出しばかりされていたら“いちいち怒られるばかりでつらい…”となってしまいませんか？

最終的な**ゴールはファーディング**（1人で仕事や実践を行う）であることを意識してかかわるようにしましょう。

「偉大な教師は心に火をつける」という至言を胸に刻む

英国の哲学者・教育学者ウィリアム・アーサー・ワードの至言“ the great teacher inspires ”を知っていますか？

- **凡庸な教師はただしゃべる**
- **よい教師は説明する**
- **すぐれた教師は自らやってみせる**
- **そして偉大な教師は心に火をつける**

凡庸（＝平凡）な先輩は、相手のことを考えず、一方的にしゃべるだけです。よい先輩は、**相手に理解してもらうように**努めます。すぐれた先輩は、身をもって物事を進め、模範を示します。そして偉大な先輩は、やる気を引き出し、鼓舞します。

今まで、自分のやる気が出たのは、どのようなときだったのか…を振り返りながら、後輩とかかわっていくことが大切です。

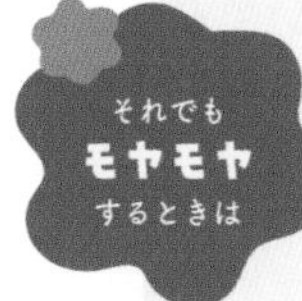

自分が新人だったころは、こんなふうに、ていねいにやさしく指導してもらえなかったな…。そのように感じている先輩たちも、いるかもしれません。

最近、看護師の離職要因として、急性ストレス反応（バーンアウトや抑うつなど）が問題視されるようになりました。先輩からの支援は、急性ストレス反応の緩衝要因の重要な１要素であることが、長年の研究で明らかにされています。

先輩の支えは後輩、特に新人看護師にとっては急性ストレス反応の予防につながるのだ、という認識をもちましょう。

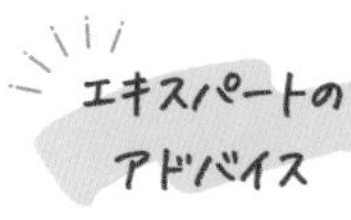

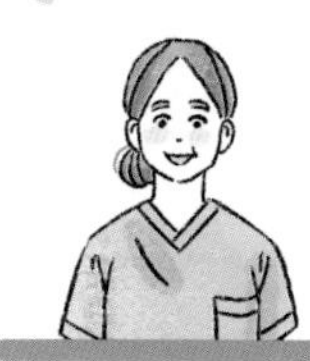

その人の成長段階に応じて適切な支援を行いましょう。後輩のすこやかな成長のカギは先輩にかかっているといっても過言ではありません。そのためには、日々の観察・コミュニケーションが大切です。

（田口智恵子）

先輩の悩み

31

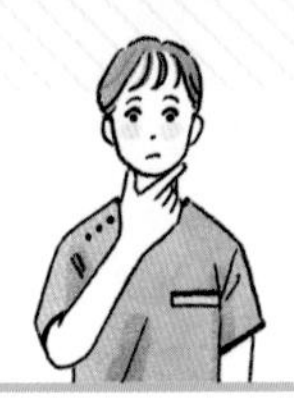

“私の教え方が悪いの？”
という悩み

担当している後輩が思ったように育たず、責任を感じる

指導を担当している後輩（新人看護師）が「教えたことができない」ように見えて悩んでいます。以前「見守りで実施」したときに、手順も根拠もしっかり説明し、ちゃんとできていたケアなのに、２回目の実施となると、もたついてしまってうまくできない…ということが、何度かありました。
最近は、私と一緒に仕事をするときより、他の先輩と仕事をしているときのほうが、後輩がイキイキしているように見えて、より落ち込みます。
他の先輩からも「新人の成長が感じられないね」と言われ、つらいです。

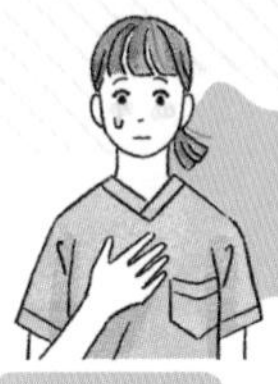

後輩はこう思っているかも…

Aさん ― 教育係の先輩から「また同じことで指摘されているよ」と言われたけれど、心当たりがない。同じような場面がこれまでにあったのだろうか？

Bさん ― 他の先輩に教えてもらった「違う目線」でのアドバイスを試したかったのだけど、うまくいかなかった。

Cさん ― 教育係の先輩は、いつも私のために時間をつくってくれるから、早く成長しないと、と思うけれど、また失敗してしまって悔しい…。

 こうすれば、もっと、うまくいく！

1 教育係だけでなく、「新人看護師にかかわるみんなが教育者」という意識をもつ

2 後輩とともに、教育のスピードを考えていく

具体的には… 病棟会など、教育係ではない先輩をはじめ、みんながいるところで情報共有をします。

✕ これは避けたい

①「教育係の自分１人で責任をもって育てなければ！」と思う

ココが大事 １人でできることには限りがあります。後輩にとっても、多くのスタッフとかかわることで、さまざまな視点を得られるメリットがあります。

②本人がいないところで、先輩たちだけで後輩についてコソコソ情報共有をする

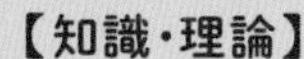

＼知っておきたい／【知識・理論】

先輩と後輩では「はじめて」のとらえ方が異なる

例えば、全身清拭という技術について考えてみましょう。

先輩たちは「全身清拭」と聞いただけで、患者さんの状況に合わせたケアを実施できます。一方、後輩、特に新人看護師は「全身清拭は前回自立をもらったケアだから、同じように行えばできるかな？」と考えて実施しようとしますが、いざ行ってみると、患者さんの背景や自分の置かれている状況などは毎回異なるため、戸惑っていると考えられます。

後輩 Aさん のように、新人看護師が**「はじめてです」と言ったとき**や、**２回目以上なのに戸惑っているとき**は「前回やった全身清拭と似ているよ。〇〇に気をつけながら、一緒にやってみよう！」と不安に寄り添いましょう。

経験の数が増えるほど選択肢も増えていきますが、それが後輩の混乱にもつながります。指導の際は、これまでの経験を聞いたうえで、フォローの必要性を見いだし「〇〇のところは、一緒に入ろうか？」と一緒に考えながらケアの

経験を積んでいくようにすると後輩の自信につながりますし、先輩たちも、後輩の小さな成長を発見しやすくなります（図1 [→p136]）。

図1 先輩と後輩のとらえ方の違い（例）：全身清拭の場合

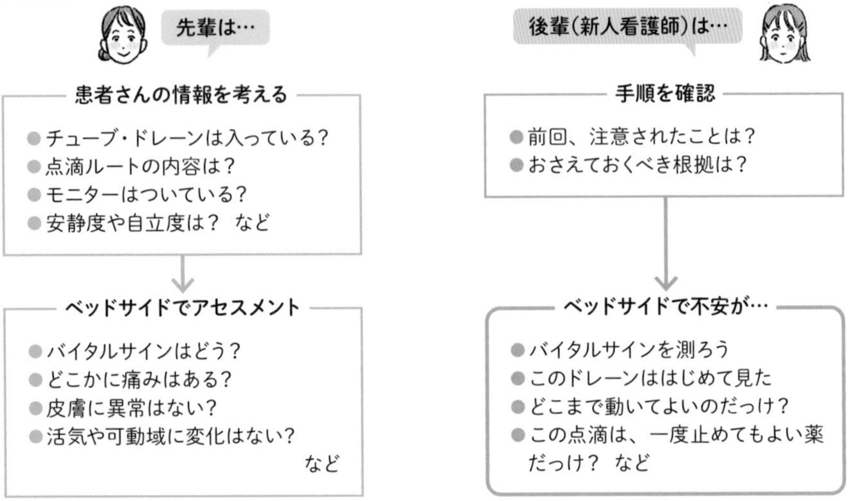

先輩は…

患者さんの情報を考える

- チューブ・ドレーンは入っている？
- 点滴ルートの内容は？
- モニターはついている？
- 安静度や自立度は？　など

↓

ベッドサイドでアセスメント

- バイタルサインはどう？
- どこかに痛みはある？
- 皮膚に異常はない？
- 活気や可動域に変化はない？
　など

後輩（新人看護師）は…

手順を確認

- 前回、注意されたことは？
- おさえておくべき根拠は？

↓

ベッドサイドで不安が…

- バイタルサインを測ろう
- このドレーンははじめて見た
- どこまで動いてよいのだっけ？
- この点滴は、一度止めてもよい薬だっけ？　など

「自分だけが教育しなければ」という意識はなくす

責任感がある教育係ほど、後輩の１つひとつの行動を気にして悩みがちです。“自分だけが教育しなければ”と抱え込まず、病棟スタッフみんなの力を借りることができれば、少し肩の力を抜いて、指導に携わることができると思います。

さまざまな先輩とかかわりをもてるようにすることは、後輩の成長に、とても大切です。先輩それぞれにこれまでの経験があり、大切にしたい看護観があります。かかわる先輩たちが増えれば、そのぶん視野も広がり、後輩の「できた」をたくさん見つけることにつながりますし、後輩にとっては、**アセスメントの選択肢が広がる**よいきっかけにもなります。**後輩 Bさん** のように、積極的に多様な視点を取り入れようとする人もいます。

✔ 教育係は後輩とともに歩む伴走者となる

教育係からは順調なペースで進んでいるように見えても、実際には**後輩が息切れしていることも**あります。**後輩 Cさん** のように、期待にこたえられない自分を責めてしまう人もいます。見た目にはわからない心情を、後輩とともに対話しながら、教育のスピードを検討していくことが大切です。

また、後輩、特に新人看護師がいないところで“できている・できていない論争”をするのではなく、**みんなが情報共有できるようにする**と、教育係だけが新人看護師の教育に携わっているのではなく、かかわりをもつすべての先輩が教育者であるといった認識をもつことができます。

＊

教育は相互性のあるものです。教える側と教わる側が互いに影響し合うため、どちらも学ぶ人であり、教える人になり得ます。

新人看護師が「成長した」という結果だけではなく、**先輩と後輩が、ともに学び合った過程**にも目を向けられると、自分を責める気持ちも軽くなると思います。

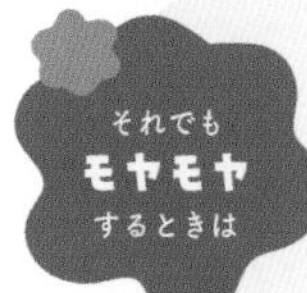

自分より他の先輩と一緒のときのほうが後輩がイキイキしている…。そんなふうに感じるのは「自分１人で教育しなきゃ、と思っている」サインかもしれません。

教育係は自分でも、後輩育成はみんなで行うものです。失敗したら一緒に考え、成功したら（自分がそこにいてもいなくても）一緒に喜ぶ、そんなふうにかかわれる病棟の空気をつくりたいものです。

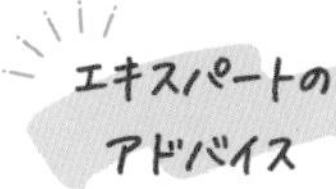

後輩は、先輩が思っている以上に先輩の反応を気にしています。

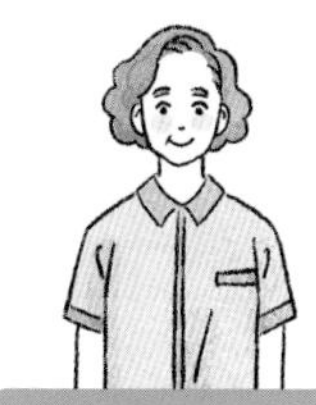

「私も、あなたの教育係をして成長することができたよ。ありがとう」などと声に出して伝えることで、先輩自身の意識も、後輩の意識も変わります。ともに学び育つ意識をもてるとよいですね。

（常世田有沙）

参考文献

1）目黒悟：教えることの基本となるもの「看護」と「教育」の同形性．メヂカルフレンド社，東京，2017．

先輩の悩み
32

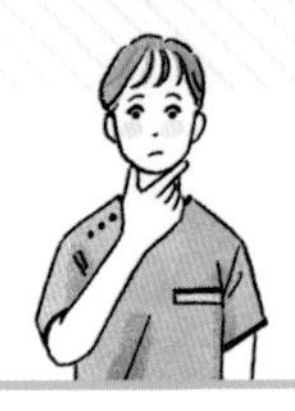

"私の教え方が悪いの？"
という悩み

フォローのために付き添っていると、後輩の動きがぎこちなくなる

指導を担当している後輩（新人看護師）がケアを実施するとき、フォローのために後ろに付き添うようにしています。心配だから見ておきたいという気持ちや、いつでも相談できるように見守っていたいという気持ちがあるからです。でも、私が付き添っているときは、後輩が目に見えて緊張していて、動きがぎこちなくなることが気になっています。患者さんも、いつもと違って緊張しているように見えますし、もしかして、私がいないほうがよいのではないか、と悩みます。

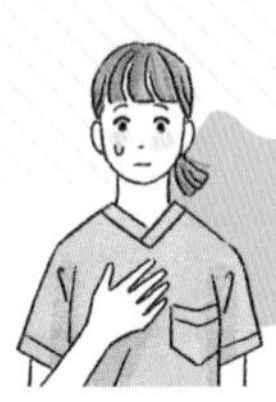

後輩はこう思っているかも…

Aさん ― いつでも相談できるのはうれしいけれど、1つひとつテストされているようで、かえって緊張し、手が震えてしまう。もう少し離れたところで見守ってくれるとうれしいのだけれど…。

Bさん ― もう自立の評価をもらった技術だけれど、私は、そんなにできていないのだろうか…？

Cさん ― 患者さんに「この新人は、できない人」って思われてしまいそう。

 こうすれば、もっと、うまくいく！

1 後輩のそばにいる目的を本人に伝える

具体的には…　「感染予防の観点や、付属物のある患者さんへのケア時の配慮など、私（教育係）が心配だから、今日は付き添わせてね」などと伝えます。

2 後輩と相談して「見守りのために寄り添う距離感」を決める

✕ これは避けたい

何も言わず、後ろから、ただ見ている

ココが大事　一声かけることは、患者さんの安寧につながります。物理的な距離（後輩のすぐ後ろに立っていないか）にも気を配りましょう。

＼知っておきたい／
【知識・理論】

自信がついてくると「見守り」がかえって緊張感につながることも

後輩、特に新人看護師の成長過程では、教育係が、新人看護師の後ろでケアを見守る光景を、よく見かけます。

入職して間もない時期であれば、教育係の見守りを心強いと感じるかもしれません。しかし、少しずつ自信もついてきて、“はじめて行うケアではないから、自分１人でもできそうな気がする”と感じ始める時期には、見守りが安心感ではなく、緊張につながることがあると考えます。

どんなケアも、患者さんファーストで実施する

ただし、患者さんへのケアは、いくら後輩自身が自信をもっていたとしても、本当に安全・安楽に実施できるのか、判断できないこともあります。

これまでの経験や、技術チェックリストなどを用いて自立度を判断するのも１つですが、**「なぜ付き添うのか」、気になるところを伝えて**みるとよいでしょう（図１［→p140］）。

図1 先輩と後輩のとらえ方の違い(例)

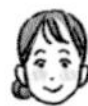

先輩のとらえ方

心配だから「見守っている」

↓

失敗したらリカバリーするから、安心して実施してほしい

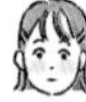

後輩(新人看護師)のとらえ方

失敗しないか「見張られている」

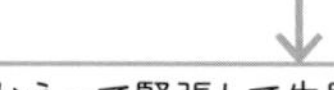

- かえって緊張して失敗してしまいそう
- 1人でできるのに、見られていると実力が出せない
- 先輩の時間を使っていて、申し訳ない
- 患者さんに「この新人はできない人なの?」と思われたくない　など

「見守り」の際には、患者さんへの配慮も必要

付き添う際には、患者さんへの配慮も重要です。

後輩は「新人なので付き添っている」と言われることに、複雑な思いを抱いています。**後輩 Aさん** のような自分への思い、**後輩 Bさん** のような部署内での評価を気にする思い、**後輩 Cさん** のような患者さんからの評価を気にする思いもあります。

黙って観察するのではなく、「2人でお手伝いさせてくださいね」など、患者さんへ一言添えることが、後輩にとっても、患者さんにとっても、安寧につながると考えます。

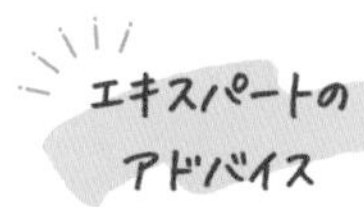

先輩は試験官ではなく、ともに成長するためそばにいる伴走者です。

ケアの前に「緊張している?」と後輩に声をかけてみると、「緊張しています」「先輩が来てくれるから安心です」「前回成功した技術なので、今回は1人でがんばります」など、気持ちを言語化してくれるでしょう。そのことが、緊張感の軽減や、先輩とのつながりを認識することにつながります。

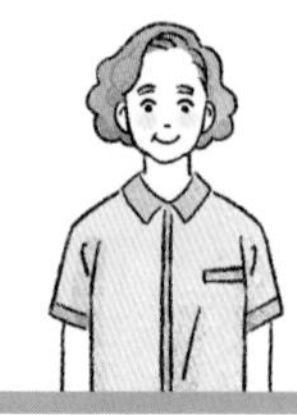

(常世田有沙)

先輩の悩み

33

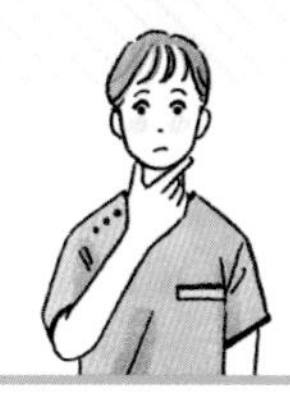

"私の教え方が悪いの？"
という悩み

ワークライフバランスも大事だけれど、情報収集の時間が足りていない気がする

「新人看護師には残業させない」という教育方針のため、最近では、できる限り業務時間内にすべてを行うことが求められています。そのため、後輩（新人看護師）が情報収集を始めるのは、私よりも遅く、時間ぎりぎりです。それで、情報収集が過不足なくできるならよいのですが、いつも不十分なので指摘すると、「時間が足りなくて…」と言うばかりです。
私が新人だったころは、１時間以上早くに出勤し、朝の採血もやってから情報収集していました。時間が足りないなら早く来てやればいいのに、どうしてやらないのだろう…と、なんだかモヤモヤしてしまいます。

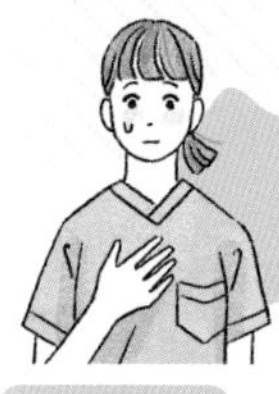

後輩はこう思っているかも…

Aさん ― 見るべき情報が多すぎて、どの情報をとればよいのかわからない。

Bさん ― 先輩によって、確認される情報が異なるので、どうしたらいいかわからない。

Cさん ― 電子カルテを持ち歩いているのに、わざわざ時間を割いて情報収集する必要はあるの？ 聞かれたときに、何も見ずに言えるようにしないとダメなの？

こうすれば、もっと、うまくいく！

1　情報収集をしていて「患者さんについてわからなかったところ」を質問してみる

電子カルテを使用している場合は…　「わからなかったこと」を、その場で、追加して調べられるようにします。

2　後輩が収集した情報だけではなく、意識合わせの際に先輩が情報収集したことも共有する

✕ これは避けたい

①「すべての情報が頭に入っていないとダメ」と叱る
②「情報がとり終わっていないから」と、ケアへの同行を中止する

＼知っておきたい／
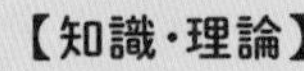
【知識・理論】

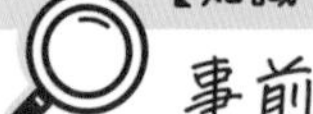

事前に「どんな情報が必要か」を共有しておく

みなさんが、はじめて電子カルテを目にしたときのことを思い出してみてください。膨大な情報量に驚いたことでしょう。そのため、入職してすぐのときは、膨大な情報をできる限りすべてとろうとして、かなり早い時間に来たと思います。

しかし、徐々に勤務に慣れ、経験が増えてくると、膨大な情報のなかから、**必要な一部を収集して看護に活かせる**ようになります。

後輩 Aさん のように「収集すべき情報をみきわめられない」場合には、教育係が「自分が大事だと思って収集した情報」を言葉で伝えるようにしてください。そうすると、徐々に“勘所”がわかってきます。

✔ 収集した情報は、アセスメントにつなげてこそ活きる

アセスメントの視点や看護観は、その人の経験によって更新されていきます。そのため、大切にしたい情報も、人によって異なってくる可能性があります。看護ケアをしながら、先輩から「○○の情報、とっていなかったの？」と言われても、後輩、特に新人看護師は、そもそもこのような状況になることを

予期していません。だからこそ、事前に「先輩は**どのような情報が必要**だと思っているか／後輩がどこまで理解できたか」を、意識を合わせておくことが大切です。

そして、後輩がとった情報にも、その人なりの大切な意味があることを忘れないでください。意識を合わせる際には、後輩の話をしっかり聞き、できたところを受容する姿勢をもちましょう。

早く来て情報収集する場合は「タイミング」も重要

電子カルテの場合は特に、情報（インフォームドコンセントの記録、採血検査データ、医師の指示など）はリアルタイムで更新されています。そのため、**最新の情報を確認**することが大切です。

臨床では複数の患者さんを受け持っているため、１日のスケジュールを立てる際には、事前準備も必要です。しかし、あまりにも朝早くに情報収集をしてしまうと、夜勤のカルテが更新されていない可能性もあるため「早くても○時以降に」と後輩と意識も合わせておくと、お互いの安心につながります。

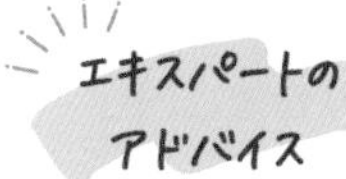

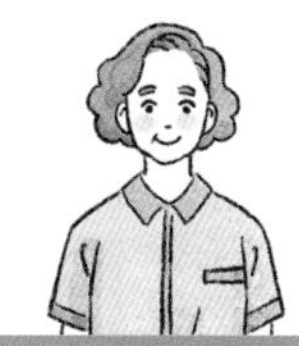

自分が新人だったころ「先輩が必要だと思った情報と、自分が収集した情報に乖離があった」などの経験談を後輩に話してみてください。

先輩がとった情報収集のメモや、ポケットに入っている「あんちょこ帳」は、後輩にとっての宝物です。ぜひ、おすすめのまとめ方などを共有してください〔→p61〕。

（常世田有沙）

ワークライフバランスは「無理なく仕事と生活を両立できる状態」のことです。これまで看護師は、どうしても「生活より仕事を優先」といった働き方を求められてきましたが、「仕事も自分の時間も大切にバランスよく働く」ことが重要だという認識に変わってきました。「新人看護師に残業させない」といった方針も、その一環としてとられています。

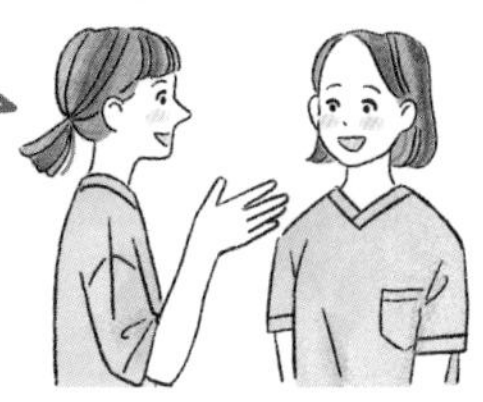

先輩の悩み
34

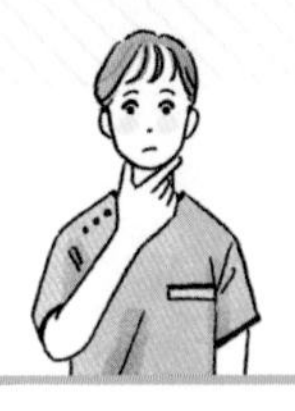

“私の教え方が悪いの？”
という悩み

優先順位をうまくつけられていないので、見ていてヒヤヒヤしてしまう

入職後10か月の後輩（新人看護師）が、優先順位をうまくつけられず、困っています。
先日は、手術出棟の時間が迫っているのに、患者さんのもとに現れないので探し回ったら「ナースコールが鳴ったので、他の患者さんのもとに行っていました」と、平然としていました。
別の日には、急変が発生して、とても忙しいときにも、現れませんでした。後から聞いたら「自分の担当患者さんではないから、予定どおり検温に回っていました」と答えるなど、挙げればきりがありません。
いろいろなケアが重複して忙しく、混乱してしまうのはわかりますが、優先順位がつけられないなら相談してほしいのです。

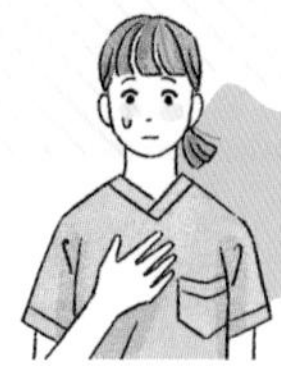

後輩はこう思っているかも…

Aさん — 時間で決まった処置はあるけれど、患者さんの話はゆっくりと最後まで聞きたい。

Bさん — 急変が発生して先輩は忙しそう。自分にできる「担当患者さんの決まったケア」を進めておこう。

こうすれば、もっと、うまくいく！

1 優先順位は、必要に応じて「再考を繰り返す」必要があることを伝える

なぜなら… 臨床は日々流動的で、予測できないことも起こるからです。始業前に共有した優先順位は、そのつど見直して対応していくことを伝えます。

2 後輩の考えている優先順位を尊重しながら、一緒に考える

これは避けたい

①「必ず、先輩の指示があってから行動して！」と伝える
②理由を伝えずに「優先順位を変更して！」と伝える

ココが大事 優先順位のつけ方は、実践を積み重ねないと身につきません。先輩たちもみんなはじめはそうだったように、成功と失敗を繰り返して判断力を磨けるとよいでしょう。

知っておきたい【知識・理論】

優先順位を適切につけられるようになるには実践の積み重ねが必要

優先順位を決めるには、**高度な判断能力が必要**です。先輩とともに考えながら“今日はちょっと失敗したな…”“今日はうまくいったな”など、たくさん経験して、判断能力を磨いていけるようにします。

後輩、特に新人看護師は、ベナーによる看護師の技術取得過程で考えると、初心者～新人レベルに該当します（図1［→p146］）。ベナーは「初心者レベルの看護師は、すべてのタスク、要求されること、懸念事項が、みな同じくらい重要性をもっているように思え、すべてやらなければいけないことに見えてしまう」[1)]と述べています。後輩の行動を見てヒヤヒヤしてしまうかもしれませんが、**初心者は判断できなくて当たり前**なのだともいえます。

患者さんの安全が保たれている状況であれば、あせらずに初心者から新人、新人から中堅へと一歩ずつ成長する後輩を見守る姿勢を大切にしてほしいです。

図1 ベナーによる看護師の技術取得過程（Benner,2005）

【第5段階：達人】
原則やガイドライン、格言などを使わず、状況の全体像ととるべき行動を瞬時に直観的に把握できる

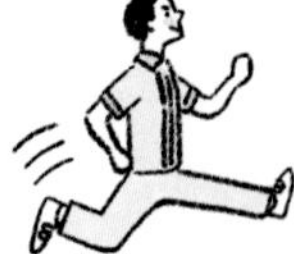

【第４段階：熟達者】
全体的な状況を感覚的に把握できるようになった段階。患者の状況を大局的に広い視野から見て、看護師としてとるべき行動を決めることができる

新人看護師のレベルはココ

【第３段階：中堅】
似たような状況で2～3年働いたことのある看護師。長期の目標や計画をふまえて自分の実践をとらえる。状況の属性・局面のうち重要視すべきものとそうでないものの区別ができるようになる

【第２段階：新人】
いくらか経験を積み「繰り返し生じる、意味深い状況の構成要素」に気づくことができる

【第１段階：初心者】
客観的な属性（バイタルサインなど）から状況を学び、原則どおりに行動する

Benner P. From Novice to Expert: Excellence and Power in Clinical Nursing Practice, Commemorative. Prentice Hall, USA, 2001. をもとに作成

優先順位の判断ができるようになるためには、５つの段階があるとされています（図２）。そもそも、**緊急性と重要性の判断は後輩、特に新人看護師には難しい**ので、先輩からの支援が不可欠です。先輩がなぜその優先順位をつけたのか、言葉にして説明することが、次の段階に進むための大きな助けとなります。

図2 「優先順位の判断」における５段階

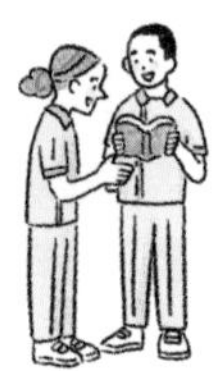

【5の段階】
ほとんどの優先順位を間違えることはなく、その理由も明確に述べることができる。判断のスピードもかなり速くなっている

【４の段階】
自分自身で優先順位がそれなりにつけられるようになってきたが、まだときどき間違えてしまう

まずはココを目指して支援する

【３の段階】
他の人から説明された後なら、優先順位をつける理由をはっきり明確に理解できる

【２の段階】 他の人から説明された後なら、優先順位をつける理由がなんとなくわかる

【１の段階】 ひとりでは優先順位がつけられない

新保幸洋：看護現場で「教える」人のための本ー教える側と教わる側のミスマッチを防ぐために．医学書院，東京，2021：6．より作成

段階を踏んだら、後輩自身が考える優先順位も尊重し、患者さんの安全が担保されている状況であれば、見守る姿勢をとってみてください。そうすることで「できたこと、修正が必要であったこと」を後輩が身をもって体験でき、次の行動を決めるための大切な気づきとなります。

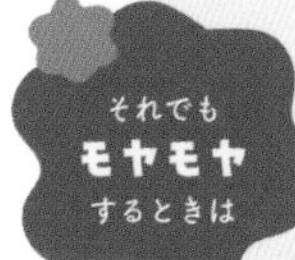

後輩 Aさん のように「患者さんの話をゆっくり聞く」ことも、大切なケアです。いったん離れる際は、また戻って来ることを患者さんに伝えます。その場を離れられないときは必ず先輩に相談し、時間で決まった処置が行われず、患者さんの不利益となることのないように指導しましょう。

また、後輩 Bさん のように「先輩への遠慮」が根底にある場合には、急変対応には人手が必要で、新人看護師の力もチームには大切であることを伝えましょう。

後輩も意味があってその行動をしています。互いの気持ちを伝え合い、少しでもモヤモヤをすっきりさせましょう。

「緊急度が高いとき」は具体的な行動の指示を出し、落ち着いてから振り返りを行う

急変など患者さんの生命に危険が及ぶ状況では、たとえ**新人看護師であっても迷いなく行動できるよう**、具体的な行動について声をかけましょう。

もし、新人看護師が急変の発見者となった場合などには、応援を呼べれば100点です。筆者が新人看護師を指導するときは「“何かおかしい、いつもと違う”という違和感があったら、早めに先輩と状況を確認しようね」と伝えています。

本当に焦っているときは**「助けを求める」という選択肢すら浮かばない**こともあります。他者に助けを求められるのは「自分が焦っている」という状況判断ができているからなので、じつはとてもすごいことなのです。

そして、状況が落ち着いたら必ず振り返りを行います。一見“なんでこんな行動を…？”と感じることでも、後輩自身は何らかの理由に基づく意味ある行動をしています。ていねいに話をしながら、気持ちのすり合わせをしましょう。

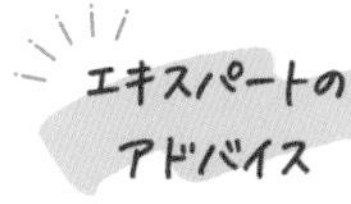

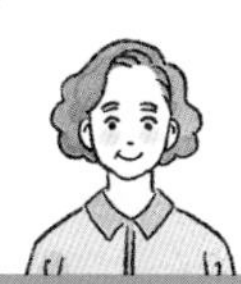

判断力が低下して頭が真っ白になってしまったら、先輩に相談しに来られたら100点です。「状況を教えてくれてありがとう。一緒に考えよう」と承認してください。

（常世田有沙）

引用文献
1）Benner P, Sutphen M, Leonard V著, 早野ZITO真佐子訳：ベナー ナースを育てる. 医学書院, 東京, 2011：70.
2）筒井真優美：看護理論家の業績と理論評価. 医学書院, 東京, 2015.

先輩の悩み

35

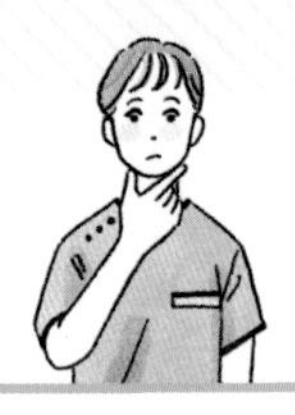

“私の教え方が悪いの？”

という悩み

成長がゆっくりな後輩でも、あきらめずに指導すれば、いつか自立できる？

指導を担当している後輩（新人看護師）の成長がゆっくりで、はがゆい思いをしています。同じ時期に配属になった他の後輩はできるようになっている基礎的なことも、まだできません。
ミスも多くみられています。徐々に覚えてくれれば…と思って、何度もていねいに教えていますが、今日も同じミスをしていました。
もうすぐ次の春が来て、新しい新人看護師が配属になるため、焦ってしまいます。

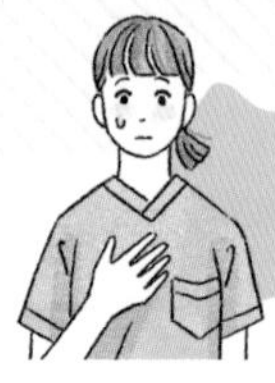

後輩はこう思っているかも…

Aさん ― 同期と比べて、自分はできないことが多くてつらい。「早く自立しなければ！」と焦っていたら、よけい失敗が増えてしまった。

Bさん ― 次の春には後輩ができると思うと焦る。「こんな時期に、こんなことを聞いたら怒られそう…」と相談しなかったら失敗して、後で怒られてしまった。

 こうすれば、もっと、うまくいく！

1 成長のスピードを、他のスタッフと比較しない

具体的には…　同期（同じ時期に配属になった他の後輩）、これまで見てきた後輩、次に入ってくる新人看護師などです。

2 成功体験を積み、自信につなげられるようにかかわる

例えば…　「できないところ」ではなく、「できたところ」を言語化して伝えたり、ノートにまとめたりします。がんばれば達成できる具体的な目標を立てましょう。

✕ これは避けたい

①他の後輩との比較を伝える
②できていないところを中心に振り返る
③苦手分野をあえて強化させようとする

ココが大事　ミスが続くと、自信をなくし、自己否定に陥ってしまう可能性があります。そのような状況で「できていないこと」ばかり指摘されると、自己否定を強めてしまうため注意しましょう。

＼知っておきたい／
【知識・理論】

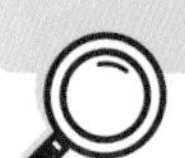

「教育計画」どおりに進まなくても、その後輩のペースで成長できればOK

後輩の成長を願うあまり「成長が感じられない」「計画どおりに育たない」と焦ったりイライラしたりする教育係は、少なくないと思います。でも、事前に立案した教育計画や目標設定から逸脱することより、**その後輩の個を大切にして伸ばすこと**を大切にしてほしいと思います。

「個を大切にすること＝その人らしさを大切にしてかかわること」です。

「得意・不得意」は人によって違う

同時期に配属された後輩のなかでも、得意・不得意は、みんな違いますよね。

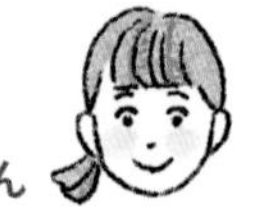

Cさん

そつなく1日の看護を展開しているけれど、病態アセスメントは苦手

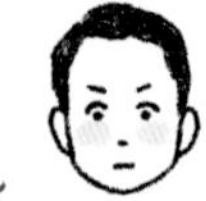

Dさん

患者さんへの対応はとてもていねいだが、看護技術には時間がかかる

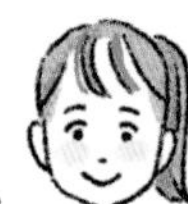

Eさん

では、あなたの担当しているEさんは？ そして教育係の「あなたらしさ」は？

互いに自分らしさを語り、わかりあう時間をもつと、後輩と先輩の間にあった距離が一歩縮まり、肩の力を抜くことができるようになるかもしれません。

得意なことを伸ばしつつ、目標達成可能なスモールステップにチャレンジしていくことで、後輩自身の「できた！」といった気持ちを積み重ね、自信をもてるようにかかわることが大切です。

教える先輩よりも、本人はもっと焦っていることを理解してかかわる

教育係が焦る気持ちはわかります。しかし、**後輩自身の意欲やがんばる力を支援**することが大切です。例えば、振り返りのときに「○○ができなかった」「△△もできなかった」と、できないことばかりを指摘していると、後輩の意欲は著しく低下してしまいます（図1）。

焦りは悪循環を生む

後輩 Aさん Bさん の言うように、焦りを感じていると、自分のできたところに目が行かなくなってしまいます。

そんなときは、先輩のほうから「○○はできているよ。前回より上手になったね」「△△は苦手だと言っていたよね。ゆっくりでいいから、焦らず時間をつくってやっていこうね」などと声をかけてみてください。そうすると、後輩が、自分の成長に意識を向けやすくなるでしょう。

また、**後輩と一緒に目標設定・評価を行う**と、目標を自分のものとして受け入れることができ、意欲も高まります。

図1 先輩の言動により、後輩の意欲はどう変化するか

意欲を向上させた	意欲を低下させた
〈言葉〉	〈言葉〉
● がんばったね	● みんな大変なんだよ
● さすが	● こんなこともわからないの？
● 期待しているよ	● まぁいいわ。私がやる
● あのときより成長したね	● この前もこんなことあったよね
● 自信をもってやればいいよ	● これくらいできなくちゃダメよ
	● ありえない　● 邪魔
〈行動〉	〈行動〉
● 失敗したとき、具体的に改善点を教えてくれる	● 同期と比較する　● 溜息をつく
● さりげなくフォローしてくれる	● 自分の失敗を他のスタッフと共有する
● 成長を認めてくれる	● 価値観を押しつける　● 無視する
	● 目をあわせてくれない

中井俊樹：動機づけの原理．中井俊樹 編著，看護現場で使える教育学の理論と技法，メディカ出版，大阪，2016：24．より引用

一見、後輩の成長が見えづらくても、教育係が責任を感じて焦ることはありません。経験の数だけ、必ず成長しています。

とかく**看護技術・病態生理**などに目がいきがちですが、看護観をテーマに語る場を設けてみると、看護専門職としての成長に気づくきっかけになります。時に先輩自身の看護観も語ってみると、大切にしたい看護を思い出すこともできるので、おすすめです。

エキスパートのアドバイス

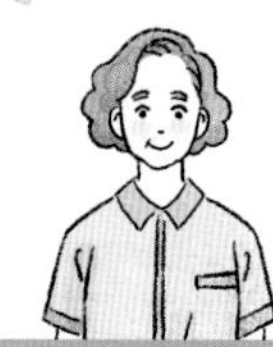

教育計画だけではわからない「成長している点」を、そばで見守っている先輩だからこそ、見つけてください。

（常世田有沙）

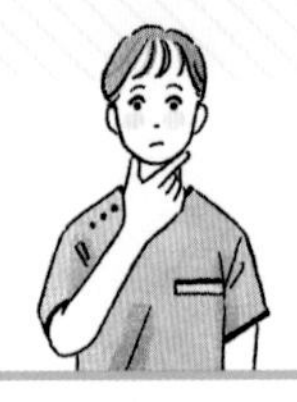

“私の教え方が悪いの？”
という悩み

指導している「自分の悩み」を相談できる人がいない

教育係になり、後輩育成（新人教育）の全責任を任されているような気がして、つらいです。
教え方ひとつとっても「この教え方でわかってくれたのだろうか」などと不安になります。
技術を教えるときに「最新の根拠に則った内容で教えられただろうか」「自分の知識が曖昧だったから、ちゃんと教えられていないかもしれない」などとモヤモヤすることもあります。
教育係として任命されているし、自分がしっかりしないといけないのですが、誰にも悩みを打ち明けられないのがつらいです。

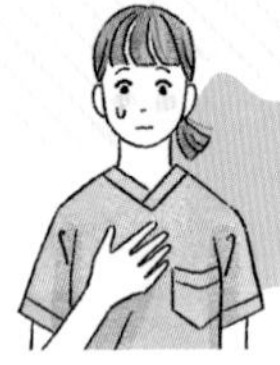

後輩はこう思っているかも…

Aさん — 先輩はなんでも完璧な人。悩みなんてないに違いない。

Bさん — 先輩は優秀だから、できない私の気持ちなんてわからないだろうな…。

こうすれば、もっと、うまくいく！

1 別の病棟・部署の教育係と、思いを語る時間をつくる

2 「相談できる人がいない」という事実を、主任や師長に伝える

なぜなら… 周りの力を借りて、みんなで新人を育てる風土をつくるためには、主任や師長の力も必要となるからです。

3 後輩に、自分の気持ちを伝えてみる

例えば… 後輩 Aさん Bさん のいうように、特に新人看護師は「教育係は完璧な看護師」と感じていることが多いと思います。期待にこたえようとして無理をするのはよくありません。

これは避けたい

自分が勤務ではない日も、後輩の様子をすべて把握しなくては、という思いにかられる

自分1人で教育しようと思い詰めないことが大切です。自分だけで情報を抱えず、かかわるみんなが情報を共有できるような部署の空気をつくりましょう。

知っておきたい【知識・理論】

後輩育成は組織で行うもの

教育係は「完璧でなくてはいけない」と思い込む必要はありません。自信のないときもあるでしょう。そんなときは、**部署の垣根を越えて**、教育関連担当者（教育担当者、実地指導者、新人相談役など）と、思いの共有や情報交換できる場をつくってみるのはいかがでしょうか。同じ立場だからこそ共感できる悩みを語り合い、これからの教育のヒントや指導に向き合う力をもらえる機会になるかもしれません。

また、**同じ部署の他の先輩たち**に、素直に相談してみましょう。周囲の力を

借りて教育をしていくことができれば、みんなで後輩を育てていく風土をつくることにもつながります。

教育係だけが後輩育成に携わるわけではありません。**みんなで悩みを共有**しながら、後輩の成長を見守っていきましょう（図1）。

図1 研修体制における組織例

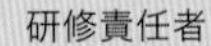

研修責任者

・新人研修プログラムの策定、企画および運営に対する指導および助言を行う
・研修の全過程と結果の責任を有する

プログラム企画・運営組織（委員会など）

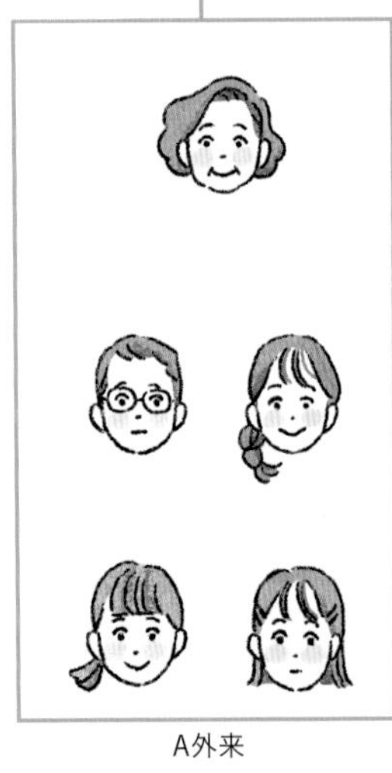

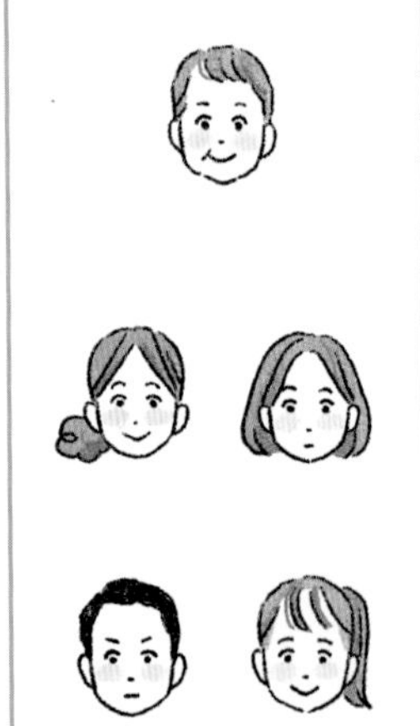

教育担当者

・病棟や外来、手術室など各部署で新人研修の運営を中心となって行う者
・実地指導者への助言および指導を行い、また新人看護職員への指導、評価も行う

実地指導者

・新人看護職員に対して、臨床実践に関する実地指導、評価などを行う者

新人看護職員

厚生労働省：新人看護職員研修ガイドライン改訂版．https://www.mhlw.go.jp/file/06-Seisakujouhou-10800000-Iseikyoku/0000049466_1.pdf.（2023.4.28アクセス）より引用

時には、先輩だって弱音を吐いてもいい！

教育係などの役割責任を果たそうとすると「弱音を吐けないよ…」と思うかもしれません。しかし、心の内を吐露することは、むしろ、これからを前向きに過ごすため、**自分自身を思いやる行動（セルフコンパッション）**です（表1）。

表1 セルフコンパッションの考え方

「甘え」とは違う！

定義	自己への思いやり 自己の感情や思考を受け入れ、他者との共通性を認識する考え方
特徴	●「こうありたい・こうあるべき自分」ではなく、「あるがままの自分」を受け入れる態度 →あるがまま＝自分の負の側面も含めて受け入れること ●自己憐憫やわがままではなく、回復のために、自分の行動を選択するストイックな態度

自分自身の感情を認識して向き合うことは、自らの悩みを隠さずにうまく表現することにつながります。モヤモヤした気持ちを言葉にする（話す、文字として記述するなど）ことは、自分の気持ちを表在化し、気づきにつながります。その結果、困っていることを誰かに相談できるようになるのです。

責任感が強い教育係だからこそ、セルフコンパッションの考え方を尊重し、自分自身を思いやる時間をつくってみましょう。

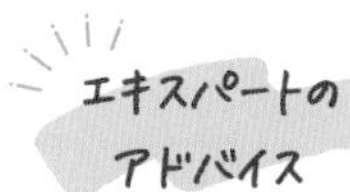

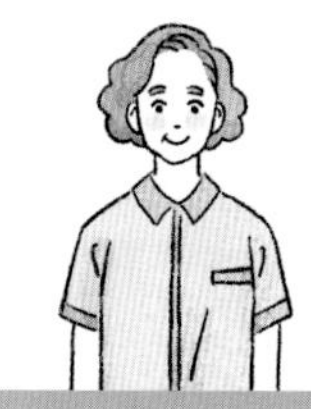

時には「この技術、私も自信がもてないんだ。一緒に勉強しよう」などと先輩の素直な悩みを打ち明けてみてください。すると「一緒にがんばるって力をもらえるな」といった気持ちを引き出せるかもしれません。

「先輩は、弱音を吐いてはいけない」と思い込まず、肩の力を抜いていきましょう。

（常世田有沙）

参考文献
1）石村郁夫：セルフコンパッション．大和出版，東京，2019．

先輩の悩み
37

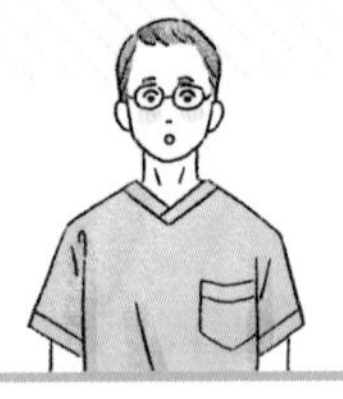

"失敗・インシデント"
に関する悩み

インシデントを起こした後輩への対応、問題なかっただろうか…

後輩（新人看護師）の注意不足で、インシデントが起こってしまいました。インシデント発覚時にはヒヤリとしてしまい、つい声を荒らげて指導をしてしまいました。それ以降、後輩の表情が曇っていて、元気がないように見えるのが気になっています。
あらかじめ相談してくれたら防げたインシデントだったので、教育係としての責任も感じています。どんな支援をしたらよかったのか、これから私にできることはあるのか、悩んでいます。

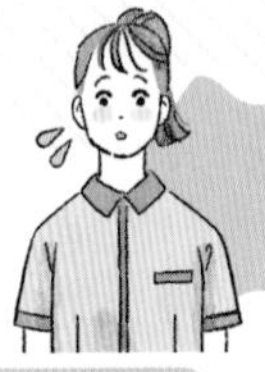

後輩はこう思っているかも…

Aさん — なぜ、あのときできなかったのか、自分でもわからない。インシデントを起こしただけでショックなのに、いろいろ聞かれても「すみません」としか言えない…。

Bさん — 「何で、あのとき相談してくれなかったの？」と聞かれても…。先輩は忙しそうだったし、こんな簡単なことを聞いたら怒られると思ったから…。

Cさん — 多重ケアに追われて、いつもよりも焦っていた。「先輩に相談しよう」という思いすら浮かばなかった。

こうすれば、もっと、うまくいく！

1 まずは、大変だった後輩を認める言葉をかける

具体的には…　「大変だったね」「がんばったね」などといった一言があるだけでも、だいぶ違います。

2 振り返りでは「結果」だけでなく「背景やそれまでの過程」も聞く

なぜなら…　「なぜ？　なぜ？」と状況を聞かれると、**後輩 Aさん** のように追い詰められるような気持ちになる人もいるからです。「どうすればよかったかわからない」と正直に言える人ばかりではないので、一緒に考え、力になろうとする姿勢を、先輩のほうから示すことが大切です。

3 「できなかったこと」のなかにある「できているところ」を認める姿勢をもつ

これは避けたい

①感情を前面に押し出した指導を行う
②「できなかったこと」ばかりにフォーカスした振り返りを行う

＼知っておきたい／
【知識・理論】

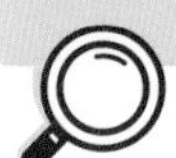

インシデントを次の「よりよい看護」につなげるための経験に変える

“重要なことだから忘れないでほしい”という思いから、大きな声を出してしまう先輩の気持ちはわかります。しかし、**感情を前面に出した指導**だと、後輩のなかに**「怒られた」「先輩が怖かった」という記憶が先行してしまい**、今後、似た場面に遭遇した際にも、先輩に相談しにくく、同じ失敗を繰り返すことにつながります。

つい指導が感情的になってしまい、「やばい！　言い過ぎた！」と我にかえった場合には、振り返りを行うとき、後輩に、**なぜ感情的になってしまったのか**

伝えてみてください。その背景には「患者さんを思う気持ち」「後輩の成長を願う気持ち」「看護職としての責任感」そして『これまでの経験』が大きく影響していることが相互に理解できると思います。

また、インシデントが起こったとき、先輩は“なんで相談してくれなかったの？”と思ってしまいがちです。でも、後輩 Aさん の言うように、後輩、特に新人看護師にとって「**相談する必要があるか**」「**どのタイミングで相談すればよいか**」を判断するのは、難易度が高いものです。後輩が判断に困ったとき、躊躇なく相談できる環境づくりを心がけましょう。

「インシデント＝ネガティブな経験」ではない

インシデントが起きてしまったという「結果」ばかりに焦点を当てず、インシデントが起きてしまった**「過程」をていねいに振り返り**ましょう。できなかったことばかりにフォーカスすると、ネガティブな経験として蓄積されてしまいます。次の経験につなげるには、よかったことと関連づけていくことが大切です。

なお、インシデントの振り返りは、**医療安全を考える**目的もありますが、**当事者の精神的支援**の１つにもなります。安心して話ができる環境を整えたうえで実施してください。後輩だけでなく、先輩自身の気持ちも大切に受け止め、振り返る場としましょう。

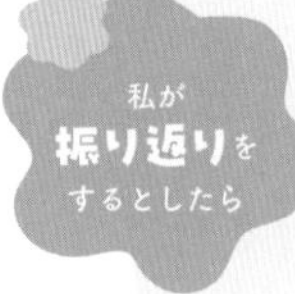

日勤に慣れ、複数患者さんを受け持つようになった新人Dさんが、患者さんの手術直後の血糖測定を実施していなかったというインシデントが生じました。

振り返りのとき、E先輩はまず「いろいろな患者さんの受け持ちができるようになって、成長を日々感じているよ。受け持ち人数が増えると、ヒヤリとすることもあるよね。Dさんががんばっていることはきちんと見ているから安心してね」と声をかけ、「今回は血糖測定を忘れてしまったけれど、Dさんを取り巻く環境はどうだった？ 患者さんのためにもDさんのためにも一緒に考えたいから、教えてもらえる？」と聞きました。

Dさんは「複数患者さんを受け持って指示が混乱してしまうことがあります。いつもバタバタです」「この患者さんは昨日まで血糖4検だったので、別の指示があることを見落としていました」「この手術を受ける患者さんを担当するのははじめてで、昨晩遅くまで家で勉強したのですが、血糖測定が必要となるなどの病態生理の理解が追いつきませんでした」「不安だったけれど先輩も忙しそうで声をかけられませんでした」と話してくれました。

この振り返りから、インシデントの背景には、単にこの日・この患者さんの指示受け漏れだけでなく、まだ一人ではアセスメントがむずかしかった事実や、日常的に不安を感じながら慣れない患者さんの受け持ちを行っていること、忙しく先輩にタイムリーに声がかけられていなかったことがわかりました。

このインシデントをきっかけに、マズローの欲求5段階に合わせて働く環境を整えることで、新人自身も、先輩自身も、ひいては患者さん自身も安心・安全な環境につながることがわかるでしょう。

休憩室での対話が、状況把握のヒントとなる

インシデントが起こったときは、後輩の置かれている状況も考えてみてください。マズローの欲求５段階説（図１）の視点で考えてみると、指導で配慮が必要なことのヒントが見つかるかもしれません。

図１「欲求５段階説」に沿ったかかわり方

自己実現欲求	新人自身が自分の成長を感じられるような環境ですか？
承認欲求	出来ている事やがんばった事を日ごろから言葉にして伝えていますか？
社会的欲求	忙しくても挨拶やアイコンタクトなどのコミュニケーションは取れていますか？
安全欲求	慣れない環境で一人でケアに当たっているなど不安を感じていませんか？
生理的欲求	夜勤や課題などで寝不足な状況ではないですか？食事は取れていますか？

後輩 Bさん のように極度の焦りがある場合、失敗しやすくなるのはわかりますよね。また、疲労がたまっていたら、普段は自立して行えるケアも、失敗してしまうかもしれません。「最近、休日はリフレッシュできている？ どんなことが好きなの？」など、休憩室で話すような**対話も、後輩の状況を知る大切なコミュニケーション**です。その質問に答えるなかで、後輩自身が「そういえば最近、休日は寝てばかりで趣味も楽しめていないな…」などと、自分の疲労に気づくこともできます。

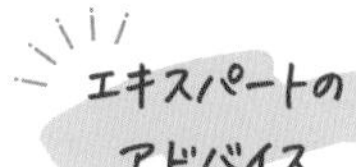

先輩自身もマズローの「欲求５段階説」に自分の状況を当てはめて、働く環境を見直してみましょう。後輩が働きやすく、先輩も支援しやすい環境づくりを心がけましょう。

インシデントが起こりやすいのは「はじめて」「ひさしぶり」「変更」の３つのＨがつく場面だと認識しましょう。

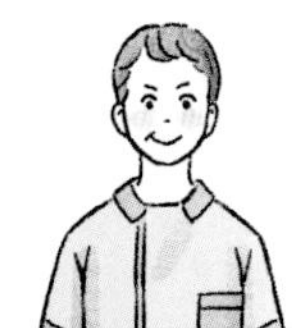

（常世田有沙）

参考文献
1）阿部幸恵：新人・学生の思考力を伸ばす指導．日本看護協会出版会，東京，2017．

先輩の悩み

38

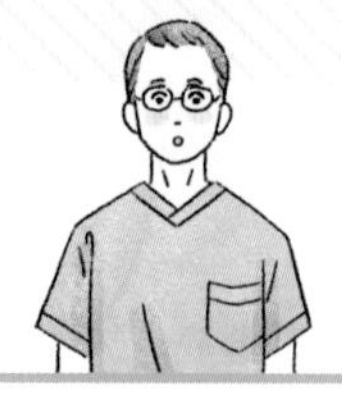

“失敗・インシデント”
に関する悩み

失敗した手技の振り返りをするとき、後輩が必要以上に悲観的で心配になる

指導を担当した後輩（新人看護師）が、採血の技術で失敗してしまったので、振り返りを行うことにしました。

次も同じ失敗をしてほしくないので、覚えてほしいことを伝え、併せて「結果として失敗してしまったけれど、よくできた点もあった」ことも伝えました。でも、後輩は「すみません」と言うばかりで、心ここにあらずといった様子です。よく見ると、心なしか涙目になっているようで、何も言えなくなってしまいました。

この経験が、後輩のトラウマにならないようにしたいのですが、どのように支援したらいいのか、悩みます。

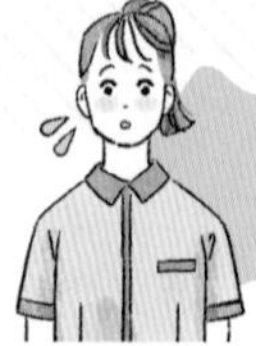

後輩はこう思っているかも…

Aさん — あんなに予習したのに、なんで失敗してしまったんだろう。私は看護師に向いていないのではないか…。

Bさん — 一度自立した技術だったのに悔しい。

Cさん — 失敗したことを思い返すのは苦痛だな。

こうすれば、もっと、うまくいく！

1 振り返りは「定期的に、時間を決めて、なるべく短時間」で行うルールをつくる

例えば…　「今日の看護場面の振り返り」「今月の振り返り」など、広い視野で状況をとらえるようにすると、失敗が次の看護につながっていることや、失敗以外の「よくできたこと」にも目が向きやすくなります。毎日行う場合には、5分や10分などと時間を決め、その時間内は「看護と向き合う時間」と決めておくと、集中して行うことができます。

2 一緒に「過程や背景」から振り返り、次の行動につながる気づきを得られるようにする

なぜなら…　後輩、特に新人看護師は、先輩たちと比べて経験値が少ないため、状況を背景から振り返るには、教育係からの支援が必要となります。「やれなかったことを次はやる！」ではなく、やれなかった背景から見直してみると、新たな選択肢をみつけることができ、悩みは思ったより軽くなるかもしれません。

× これは避けたい

①「失敗した」という結果にフォーカスした長時間の振り返りを実施する
②「どうしたら失敗しないか、レポートにまとめて来て」などと、後輩１人で失敗に向き合わせる

ココが大事　対話をする環境づくりが大切。なるべく肩の力を抜いて、なんでも話せる雰囲気をつくれれば、気持ちも落ち着くはずです。

知っておきたい【知識・理論】

成功体験も失敗体験も、すべてを次のよりよい看護につなげるヒントとする

後輩、特に新人看護師は、**過程よりも結果に目を向けやすい**傾向があります。後輩 Aさん Bさん の気持ちからも伝わってきますね。

例えば採血という技術を行う際、患者さんへの声かけを忘れ、血管を探すことに一生懸命になり、患者さんの不安な気持ちをおいてけぼりにしてしまっても、血液を採取することにすべての精魂を注ぐまなざしを見ていると、思わず

「惜しい！」と言いたくなります。逆に、血管にうまく針が刺さらず失敗してしまった場合でも、振り返ってみると、患者さんの安楽な体位をとり、不安のないように表情を見て声かけが行えていた、感染面・医療安全面に配慮できていた、など、よくできた点は多くあると思います。

経験を言語化することは、次につなげるために大切な時間となります。しかし、余裕がないと、視野が狭くなってしまい、なかなか自分で「よくできた点」までみつけられません。教育係の先輩と一緒に振り返ることで、視野を広げ、自分にはみつけられなかった気づきにつなげるのです。

成功体験は結果だけでなく、次に向けて**さらによくするための課題**がわかるから大切です。失敗体験の場合、**成功につなげるための先輩からのアドバイス**が、後輩を一歩成長させます。すべての経験を、次のよりよい看護につなげる大切なものにしてほしいと思います。

思考の道しるべとして、振り返りにリフレクションの考え方を使ってみよう

振り返りを行う際は、テーマをあえて決めると思考が限定されてしまいます。そのため、「1日（今週、今月などでも）のなかで気になったこと」など、**後輩自身が場面を選択できる**ように支援します。

振り返りには、リフレクションの考え方を活用するとよいでしょう（図1）。リフレクションは「ある経験を意図的に思い返し、注意深く見つめなおすことで、その状況に対する視野を広げたり、見方を変えることを可能にする考え方

図1 リフレクション学習サイクルモデルを用いた振り返りの考え方

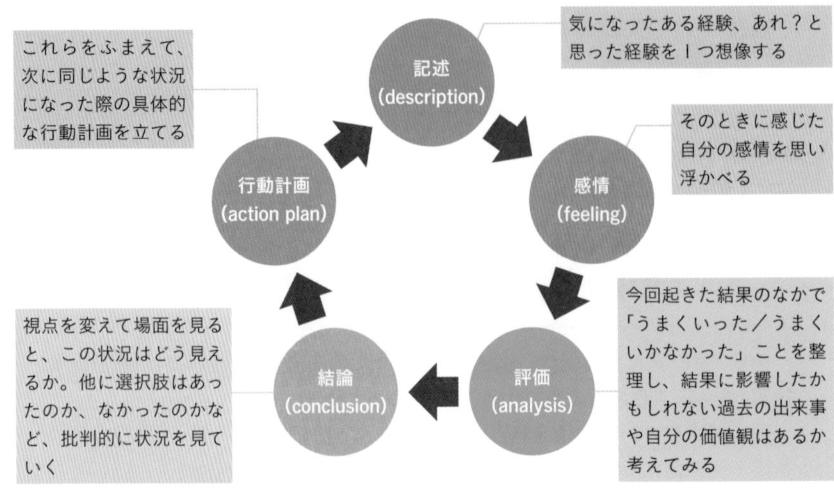

Gibbs G. Learning by doing. Oxford Brookes University. UK, 1988.を元に作成

や学び方」のことで、事象が起きたその瞬間には気づけなかった背景や、自分自身の傾向、次への行動の選択肢を見つけやすい方法だといえます。

なお、**振り返りの場面の主語は、経験した後輩自身**です。先輩は、経験を紹介してくれたことに感謝する気持ちをもちながら、振り返りに参加してください。そうすることで、後輩 Cさん のように悲観的な人でも「ネガティブにとらえていた経験にも大切な意味があった」と思えるようになります。

振り返りでは「気持ちを飲み込ませない」よう配慮する

リフレクションを臨床で行う際に忘れがちなのは「感情の表現」です。忙しい臨床で、自分の気持ちを飲み込んでしまうことは珍しくありませんよね。

例えば、新人看護師が涙を流す場面を見たら、あなたはどう感じるでしょうか？ 涙にはさまざまな意味（悲しい、悔しい、うれしい、ほっとしたなど）がありますが、どのような感情だったかは**本人にしかわかりません**。「○○さんはどんな気持ちになった？ 私は○○さんのケアを見て、とてもうれしかったよ」など、先輩の気持ちも交えて対話してみてください。そのとき、そのときの感じた気持ちも大切にしてあげてください。どのような経験も、これからの看護観をつくる１ページとなります。

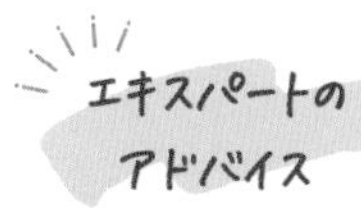

振り返りでは「対話をする環境」も大切。肩の力を抜いて、何でも話せる雰囲気をつくるよう心がけましょう。「休憩室でお菓子を食べながら対話している時間」のようにリラックスして対話できる空気感をイメージしてください。

後輩にとっても、先輩にとっても、よい振り返りの時間は、これからの大切にしたい看護をみつける時間になります。

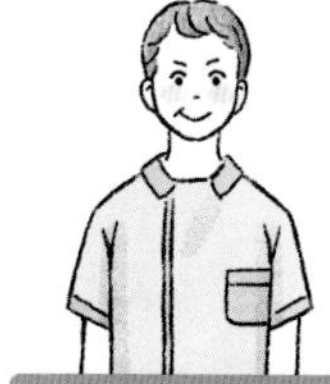

（常世田有沙）

参考文献
１）Bulman C, Schutz S編, 田村由美, 池西悦子, 津田紀子監訳：看護における反省的実践 原著第５版. 看護の科学社, 東京, 2014.
２）田村由美, 池西悦子：看護の教育・実践にいかすリフレクション. 南江堂, 東京, 2015.

先輩の悩み

39

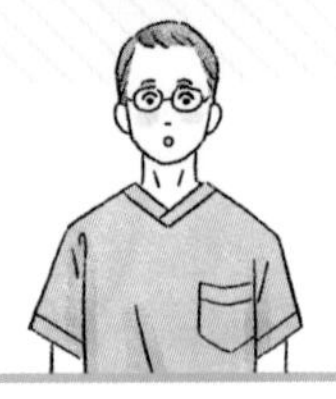

“失敗・インシデント”
に関する悩み

患者さんからのクレームを、どう伝えたらいいかわからない

後輩（新人看護師）が受け持ちしている患者さんから、クレームが入りました。以前から「対応が不十分だった」などと、たびたび厳しい指摘を受けており、患者さんから受け持ち変更の希望があったのです。
詳細を伝えないまま受け持ち変更することもできますが、クレーム内容は今後につながる改善点でもあるので、ちゃんと伝えたほうがいいと思っています。でも、伝えたらショックを受けるだろうな、伝えた私が後輩にとって悪者になるのはイヤだな、とモヤモヤしています。

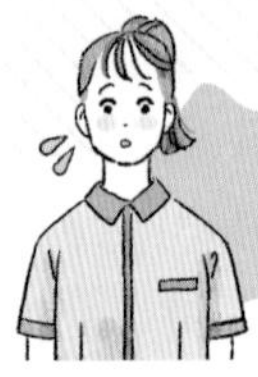

後輩はこう思っているかも…

Aさん ― 一生懸命ケアをしたのにクレームが来てショック。他の患者さんにも同じケアを行ったのに、なぜこの患者さんからはクレームが来てしまったんだろう。

Bさん ― 先輩から教えてもらった手技どおりに行ったのに、なんで怒られてしまうのかわからない。理不尽な体験だ…。

Cさん ― いつもだったらできるのに、この患者さんは細かい部分まで見ているのでよけい緊張する。

こうすれば、もっと、うまくいく！

1 患者さんからのクレームは、タイミングを図り、環境を整えたうえで、具体的に伝える

その際は…　患者さん側の話をするだけでなく、後輩がどのように状況をとらえていたのかを聞きます。今後の行動については「一緒に行動を考える」などの支援を示すことが、後輩の安心感につながります。

2 アサーティブなコミュニケーションとなるようDESC法などの伝達スキルを用いる

これは避けたい

①ナースステーションなど、みんなに聞こえる場所でクレームがあったことを伝える
②後輩があわただしくしている合間に「クレームがあったよ」と伝える
③オブラートに包んで、ぼんやりと抽象的に伝える

ココが大事　クレームは嫌なものですが、その経験を次の「よりよい看護」につなげられるように伝え、ていねいに振り返りを行うことが大切です。

＼知っておきたい／
【知識・理論】

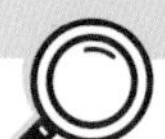

まずは「対話できる環境」をきちんと整えることが大切

患者さんからのクレームを聞くことは、どんなベテランであっても、**いい気分はしないもの**です。とはいえ「後輩がショックを受けてしまうかもしれないし…」と、言いにくいことを伝えずに成長の伸びしろを狭めてしまうのはナンセンスです。

たくさんのスタッフや患者さんがいる場所（ナースステーションなど）でクレームがあった事実を伝えることや、後輩が忙しい合間に声をかけて伝えるようなことは、後輩のためにも、患者さんのためにもなりません。

クレームについて話し合い、これからの看護に活かせる大切な糧となるよう、きちんと環境と時間を確保して振り返りましょう。

コミュニケーション技法をうまく使ってアサーティブに伝える

クレームは、新たな気づきをもたらし、その人を一歩成長させてくれるものでもあります。

とはいえ、**言いにくいことを伝える側も、つらいもの**ですよね。ショックをできるだけ与えないようにしようとオブラートに包んでしまい、結局、相手に「何が言いたいのかわからない…」と感じさせてしまうのでは、せっかくの機会を棒に振ってしまうことになりかねません。効果的に伝えられるよう、**コミュニケーション技法を活用**しましょう。

言いにくいことは「DESC法」を活用して伝える

ちょっと言いにくいことを適切に伝える方法が、アサーションです。これは「自分も相手も大切にした表現技法」で、アサーションを用いると、自分の考え・欲求・気持ちなどを、素直に、正直に、その場に合った適切な方法で述べることができます [→p30]。

具体的には、**DESC法を意識して伝える**ようにするとよいでしょう（表1）。DESC法を用いて伝えると、起きている課題を明確化することにもつながります。

表1 DESC法

D（describe）	客観的に描写する（目で見たこと、起きた事実）
E（express）	表現する（そのとき感じた気持ち）
S（specify）	具体的な提案（「こうしてはどうか」といった行動の案）
C（choose）	選択する（上記「S」を受けて実施できるかどうかの確認）

<伝え方の例>

D　大部屋の○○さんから「病室で、血圧測定した値を声に出して言われたくない」という話があったのだけれど、心当たりはある？（心当たりがあるか聞いてから話を進める）
○○さんは血圧が高いことを気にしていて、他の患者さんに血圧が高い人だと思われたくないみたいで。

E　私も、測定結果は患者さんに伝えたほうが安心するかも、と思って伝えていることが多いけれど、そういう思いをもつ人ばかりではないことに気づいたのね。

S　測定値はディスプレイなどを見せて伝えるとか、「前回と大きな変化はなく、順調」などと伝え方を工夫してみてはどうかと思って。

C　声で伝えるべき結果もあるけれど、定時のバイタルサイン測定ならできるかも…と考えてみたのだけど、どう思う？できそう？
※「できそうもない」となったら、本人と相談して受け持ちを変更する、アイデアを一緒に考えるなどする。患者さんには「クレーム対象者と状況を振り返り、このような方針になったが、受け持ち続行可能か」と提案する。

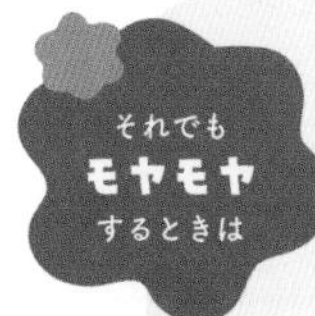
それでも
モヤモヤ
するときは

「DESC法を使ってアサーティブに伝える」と言うのは簡単でも、実践するのは難しいですよね。ちょっと具体的に考えてみましょう。

まず、事実（D）や第三者の気持ち（E）、具体的な行動案（S）を提示します。その後「どうだろう？　できそうかな？」と本人が選択する（C）のが、DESC法の強みです。

もし、後輩から「緊張してしまう／ちょっと自信がない／不安だ…」などの返答があった場合は「そうだったんだね。私は、あなたを支援するよ」と受け止める姿勢をもってください。そうすると、後輩もクレームを糧に、次の看護に活かせるかもしれません。

先輩自身の似たような体験を語ってみる

後輩 Aさん の言うように、一生懸命ケアを行った看護場面がきっかけで受け持ち変更の話が出るのは、とてもショックな出来事です。そんなときは、「私も、急いで採血を実施して、配慮が足りなくて、患者さんから怒られちゃったことがあるよ」などと先輩自身の失敗経験も話してみてください。

今は「テキパキしたカンペキな看護師」に見える先輩も、患者さんからの叱咤激励で成長してきたのだと伝われば、少しは後輩の背中を押すことができると思います。

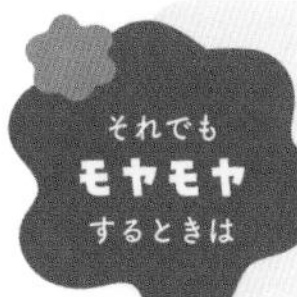
それでも
モヤモヤ
するときは

後輩 Bさん のようにクレームを理不尽な体験と感じている人も、**後輩 Cさん** のように正面から受け止め切れていない人も、大きなショックを受けていることに変わりはありません。アサーティブに伝え、ていねいに振り返りを行うことで、後輩の考えや思いを知ることにもつながります。

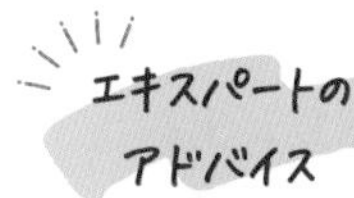
エキスパートの
アドバイス

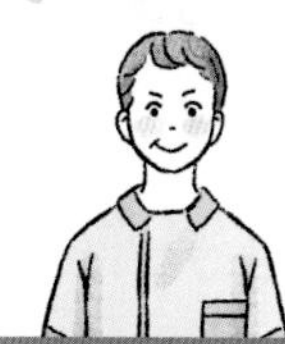

自分も相手も大切にした表現技法で伝えましょう。相手の心に届くように伝えることが大切です。

（常世田有沙）

参考文献
1）内藤知佐子：看護管理者のための「教え方」「育て方」講座：誰も教えてくれなかった 最強のファシリテーション&コーチング術．メディカ出版，大阪，2019.

先輩の悩み

40

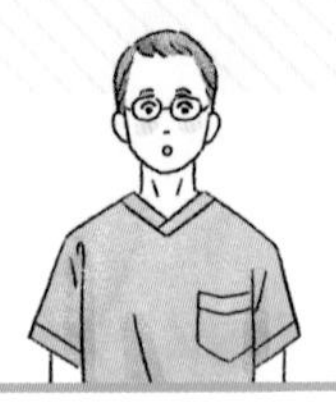

“失敗・インシデント”
に関する悩み

インシデント分析を全体（多職種を含む）で行ったら、後輩が萎縮してしまった

後輩（新人看護師）が、インシデントを起こしてしまいました。いろいろな要素が絡み合って起こったインシデントだったので、早めに多くの視点のもとで振り返りを行ったほうが、業務改善につながると考えました。
そのため、その日のうちに、かかわりのあった多職種も含めてインシデント分析を行いました。後輩はがんばって話してくれたのですが、その後、ずっと元気がありません。インシデント分析は今後のために必要ですが、本人を参加させるべきではなかったのだろうか…と、後悔しています。

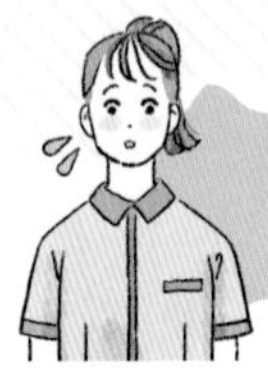

後輩はこう思っているかも…

Aさん — みんなで振り返ることで、さまざまな視点の意見が出ることはわかるが、自分の失敗を公にされるのはつらい。

Bさん — こんなに大人数でやるなんて驚いた。うまく話せなかったし、大変なことをしてしまったんだと自責の念が生じた。

Cさん — 急に振り返りを行うなんて、心の準備ができていない。恥ずかしさ・緊張感・悔しさなどが入り混じって、心がザワザワする。

こうすれば、もっと、うまくいく！

1 後輩に「多職種もまじえてインシデント分析を行う」ことを事前に伝え、同意をとる

なぜなら… 自分の失敗経験を多職種を交えた大人数の前で話すことは、ただでさえつらい体験です。どんな流れで分析が行われ、最終的にどんなことを話し合うのかわからないまま、その場に参加する形になった場合、ネガティブな経験として残ってしまう可能性があります。

2 インシデントを起こした後輩が「安心して話せる環境」を整えたうえで実施する

具体的には… 事前に教育係の先輩と振り返りを行い、状況を整理しておきましょう。一緒にメモを作ったりすると、いくらか心の準備もできます。

3 参加者全員の「これからのことを一緒に考えていきたい」という思いを示す

これは避けたい

①予告なしに急に行う
②不特定多数の人や音のある落ち着かない環境で行う

ココが大事 失敗体験を話すのは、ただでさえ苦痛を伴うもの。話しやすい環境を整え、事前に心がまえできるように配慮します。

知っておきたい【知識・理論】

インシデント分析では「参加者の心理的安全性を確保する」ことが大切

後輩 Aさん の言うように、自分の心を開示する振り返りは、エネルギーを使うものです。そのため、**参加者みんなが意識して心理的安全性の保たれた環境をつくる**ことが大切です（図1［→p170］）。

心理的安全性［→p4］が保たれていない環境でインシデント分析を行うと、後輩には「先輩から指摘を受けた」「みんなの前で失敗について話をしなければ

ならなかった」などという混沌とした印象しか残りません。出席者全員が対等なマインドをもち、話をすることが大切です。**後輩 Bさん** のように、自責の念ばかりが残るのは、よくありません。

図1 心理的安全性とは

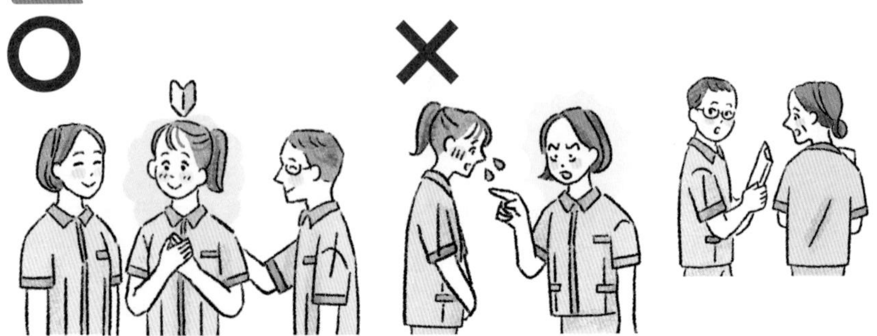

●あいさつや気づきを伝える声かけひとつにも、心理的安全性を高める工夫はできる。
✕ 「お疲れさま」(と言いながら、黙って乱れた椅子を直す)
〇 「あ、〇〇さん、お疲れさま」「今日は、いつもより整頓されているね。もしかして〇〇さん、椅子を整理してくれた?」(たとえ整理したのが別の人だったとしても、状況をよく見ていることが伝わる)

事前情報があるだけでも、だいぶ緊張感はやわらぐ

部署や組織での振り返りを行わなければならない場合は、特に配慮が必要です。**後輩 Cさん** の言うように、ただでさえ当事者は混乱しています。

振り返りを行う環境についての説明と同意が事前になされていなかった場合、当事者は心の準備ができず、より混乱してしまいます。事前に「どのような流れで、どのような方法で、どのようなメンバーで振り返りを行うか」を、**新人看護師がイメージしやすいように伝えておく**ことが大切です。必要時には、事前に状況の整理を行ってメモなどを準備し、心の準備をして臨むと、緊張感は少なくなります。

「自分だったら、どんな環境だったら話しやすいか」を考える

話をする内容にもよりますが、多くの音であふれ、人が行きかうナースステーション内や、立ち話では、気が散ってしまい、心から話しやすい環境とはいえません。

また、仕事終わりの疲れた状況での長い時間の振り返りは、有意義な時間になりません。**安心して話やすい・聞きやすい・対話しやすい状況**について考えるところから始めてみましょう(図2)。

図2 インシデント分析の環境づくりの考え方(例)

後輩の気持ち(想像)		自分(先輩)だったらこうする
不特定多数が聞いている場所では話したくない…	➡	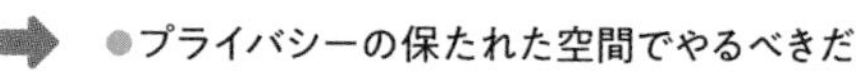●プライバシーの保たれた空間でやるべきだ
モニターのアラームが聞こえると気になる	➡	●ナースステーションで行うのはやめ、その間の業務調整もしておこう
仕事が終わってから振り返りだなんてつらい	➡	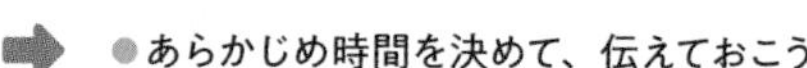●あらかじめ時間を決めて、伝えておこう
とにかく話しづらい	➡	●「お疲れさま」「大変だったね」「がんばったね」など、一言添えよう ●自分もかかわりがあったことをみんなの前で伝えよう 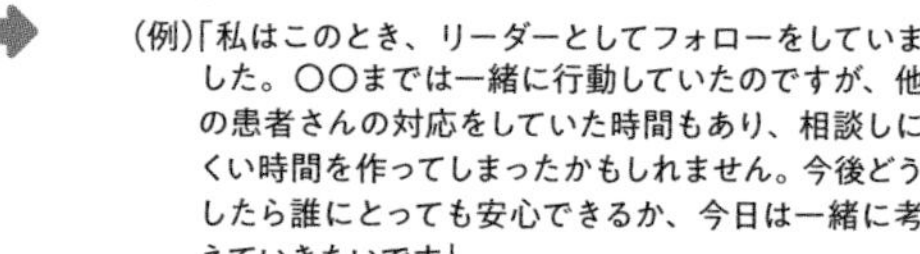(例)「私はこのとき、リーダーとしてフォローをしていました。○○までは一緒に行動していたのですが、他の患者さんの対応をしていた時間もあり、相談しにくい時間を作ってしまったかもしれません。今後どうしたら誰にとっても安心できるか、今日は一緒に考えていきたいです」

普段の「何気ない一言」が、心理的安全性を高める

「大丈夫？」「最近、元気？」だけでなく、普段から「一緒に○○しよう」「一緒に考えよう」と伝えている教育係は、後輩の目に「いざというときに助けてくれる先輩」として映ります。今は大丈夫だけれど、困ったらいつでも声をかけていいんだ、と思えるような組織づくりができるといいですね。

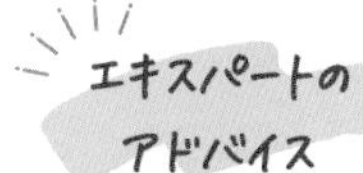

インシデントが起きてしまったとき「傷ついてしまうから」と分析に参加させないのは、やさしさではありません。

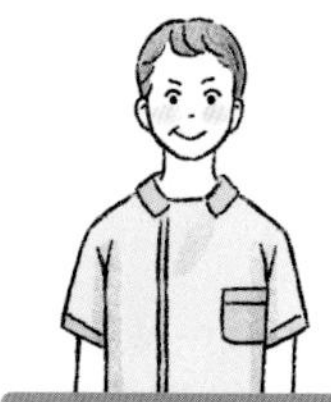

インシデント分析は、当事者だけでなく、参加者全員が「自分のこと」として一緒に考える時間としてください。

終わった後は、ねぎらいの一言を添え、前向きな気持ちで終えられるように工夫しましょう。

(常世田有沙)

参考文献
1)原田将嗣著，石井遼介監修：心理的安全性をつくる言葉55．飛鳥新社，東京，2022．

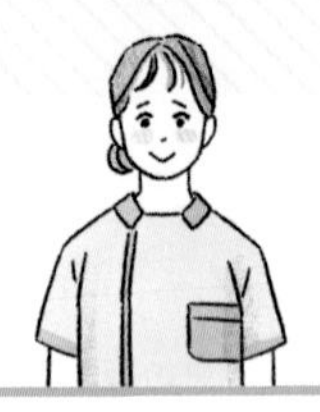

“自分がいないときの対応”
に関する悩み

自分の指導方法が偏っているのではないかと不安になる

私は、指導・教育について系統立てて学んだ経験がないので、教え方にムラがあったり、行き届かないところがあったりするかも…と、不安です。
そのため自分が不在の日はいつも“後輩（新人看護師）がちゃんと仕事できているだろうか…”と不安でたまりません。ミスなくきちんと働けていればよいのですが、もし失敗してしまったらフォローしてあげられないし、見てくれている他の先輩にも迷惑がかかるし、不安です。

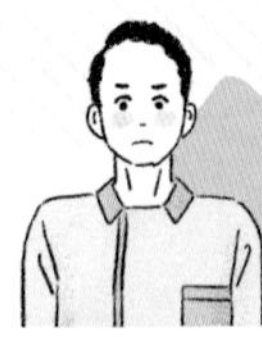

後輩はこう思っているかも…

Aさん ― いつもの先輩と今日みてくれた先輩では視点が少し違うな。ベテランと2年目の差なのだろうか。勉強になるな。

Bさん ― たくさんの先輩が力を貸してくれていると感じられてうれしい。いろんな先輩に頼っていいと思えた。

Cさん ― 今日みてくれた先輩は、やさしかったな…。ちょっと失敗したけれど、いつもの先輩みたいに厳しく注意されなかったから、ちょっとホッとした。

Dさん ― 今日みてくれた先輩は、怖かったな…。いつもの先輩に教わったとおりにやったのに「そうじゃない」「何やってるの?」といちいち言われて疲れてしまった。

こうすれば、もっと、うまくいく！

1 みんなが「後輩の成長を見守っている」という視点を共有する

なぜなら…　教育係だけでなく、各勤務帯のリーダー、日勤専門スタッフなど、 みんなが後輩の成長を見守ることで、俯瞰した視点で教育が行えるからです。

2 自分が「指導者として成長する過程にある」ことを忘れずに、日々かかわる

これは避けたい

①「自分がいないときでも、しっかりできるように育てねば」という責任感から、過剰に厳しく指導を行う

②他の先輩からの「できていなかった」という報告や、後輩からの「注意された」という報告を受け、自分の指導が悪いのだと自分自身を責めてしまう

ココが大事　最も大切なのは、教育係と後輩が安心して話せること。スポットでかかわる先輩は、教育係と後輩に同意を得て選出することも必要です。

＼知っておきたい／
【知識・理論】

「不安な気持ち」の原因が整理できれば、解決策がみえてくる

自分の不在時に“大丈夫かな…”と不安に思う気持ちは、日ごろから後輩と向き合い、教育係としての責任を果たそうとしているからこそ生まれます。

しかし、 その不安が「後輩の成長に対するもの」なのか、「自分の力量に対するもの」なのかを俯瞰し、整理することが大切です。

自分に向けられている不安が大きい場合には、まず、「自分は指導者として成長する過程である」と受け止めることが必要となります。

「第三者がかかわること」は、後輩にも自分にもメリットが大きい

自分が常に後輩のそばについていることはできません。しかし、だからこそ得られるメリットもあります。

第三者がかかわるメリット

❶ 後輩が、他のスタッフとの関係性をつくれる。
❷ 第三者の目で、後輩の成長段階を評価してもらえる。
❸ 教育係の先輩もリフレッシュできる。

後輩、特に新人看護師にとって、第三者に指導される経験は、病棟のいちスタッフとしてコミュニケーションをとるよいきっかけとなります。**後輩 Aさん** のように多様な視点を学ぶきっかけや、**後輩 Bさん** のように心理的安全性を高めるきっかけとなることもあります。

教育係にとって、フォローしてくれた第三者からの意見を聞くことは、多様な後輩指導の考え方や対応を学ぶよい機会となります。「後輩ができていない」と指摘された場合でも、その責任を、教育係1人が背負う必要はありません。数々の後輩を指導してきた**ベテラン看護師たちの助言**だととらえるとよいでしょう。

他の先輩から否定的な意見を聞いたら、必ず「後輩の意見」を聞く

他の先輩から「担当の後輩ができていなかった」と聞かされたとき、最も大切なのは、**感情的に反応しない**ことです。感情的に受け止めてしまうと、**自分や他者を責める**ことに終始し、自分の「教育する力」の成長が止まってしまいます。他の先輩からの指摘を、後輩の苦手なポイントととらえ、これからの指導に活かすチャンスとしましょう。

そのためには、そのときフォローについた先輩に**「どのように指導したのか」を確認**します。そのうえで**後輩の意見も確認**し、双方の「とらえ方の違い」を明確にすることが大切です（図1）。

指導の内容が適切であっても、伝え方によって、相手の受け止め方が異なることを意識しましょう。状況や個々の実力に合わせた実践指導を行っている、図1のGOOD先輩のような人からは、どんどん話を聞きたいですね。

図1 後輩と先輩の「とらえ方」の違い（例）

後輩（新人看護師）

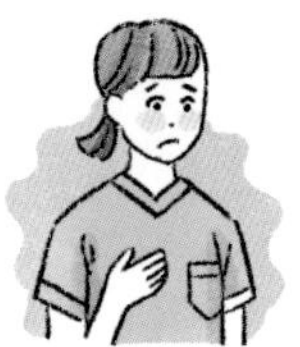

自分は○○と思っていたけれど、答えられず一方的に××だった。すぐには答えられなかったけど、後から納得できた。言い方がきつくて内容は覚えていない。

BAD先輩

「できていなかった」
「どうなってるの？」
「まだそんなこともできないの？」
と結果だけを責めて終わっている。

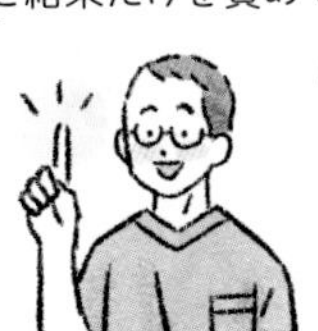

GOOD先輩

「○○に対して△△と指導したよ。継続できているか、これからも注意しながら見ないとね」など、どのような対応をしたか教えてくれる。

先輩たちと後輩、特に新人看護師では、技術の手際も考えるスピードも異なります。「できていなかった」と指摘された内容を、一緒に振り返ることで、後輩がどのように受け止めていたのかを確認しサポートしていくことができます。

もし、**後輩 Cさん Dさん** のような感想が聞かれた場合には、自分も含め、指導方法の振り返りを行ってみてもよいかもしれません。

それでも
モヤモヤ
するときは…

フォローについた先輩が感情的になっている場合、気おくれしてしまいますよね。そんなときはぜひ、「それは大変だったね、後輩○さんにはどのように伝えてくれたの？」と確認してみてください。

筆者の経験では、たいていのスタッフは、いくら興奮した強い口調で話していても、この一言でふっと落ち着き、自分がどのような指導をしたのか話をしてくれます。確認されることで、指導している側も感情的に怒っていることに気づき、自分の指導を見直すきっかけになります。

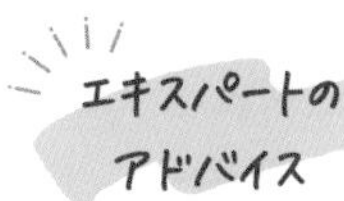
エキスパートの
アドバイス

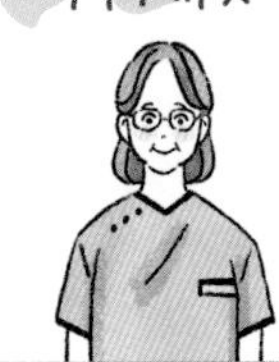

後輩育成の責任を教育係1人に押しつけてはいけません。

教育係を明確にするのは、後輩の混乱を防ぐのに有効ですが、視野が狭くなりがちなので注意してください。

（村垣なつみ）

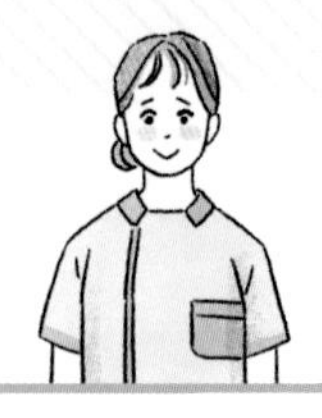

“自分がいないときの対応”
に関する悩み

まだ難しいと思うのに、なんでも「1人でできます！」とやろうとして、失敗する

いま指導を担当している後輩（新人看護師）は、まだ自立の評価がついていないことでも「１人でできます！」と言ってやろうとします。
予習・復習をサボるので、質問に答えられないことが多く、まだ自立レベルには達していませんが、本人は「技術評価でＡをもらったから、ちゃんとできるのに…」と不満そうです。
私がいるときなら、フォローできるのでよいのですが、先日、私の不在時にも「１人でできます！」と言って実施した結果、失敗したようで、フォローについていた先輩から、チクリと嫌味を言われてしまいました。今後、どう指導したらいいのか、頭が痛いです。

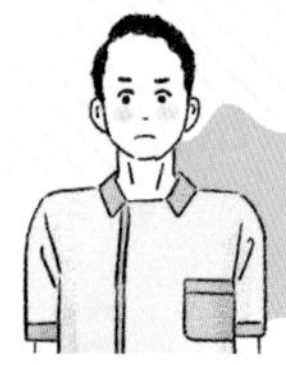

後輩はこう思っているかも…

Aさん ― 「まだそんなこともできないの？」という態度をとられるのがつらい。同期はとっくに自立している技術だし、やるべきことだから「できない」とは言いづらいし…。

Bさん ― 見守りのもとでは何回もやっているから大丈夫。

Cさん ― チェックが入ると仕事が進まないから、1人でやりたい。

こうすれば、もっと、うまくいく！

1 「自分は１人でできる」と思う理由を聞き、先輩自身が不安に思う理由を伝えたうえで、今後の方針を一緒に考える

なぜなら… 同期と比べて自分の成長が遅いことを気にしている場合などでは、別のアプローチが必要となるからです。

2 個々の性格・自立のペースに合わせて業務量を調整し、完璧を求めすぎないようにする

なぜなら… 教育係の「求めるレベルが高すぎる」可能性がないか、振り返ることも必要だからです。

これは避けたい

①やらせてみて「やっぱりできないじゃない」と結果を責める
②悪いところばかり「これも、これも、あれもできてないよね」と指摘する

ココが大事 焦りは成長の妨げとなります。「早くできるようになりたい」という気持ちをうまく学習のモチベーションにつなげられるようにかかわることが大切です。

知っておきたい【知識・理論】

技術を指導するときは「技能習得のステップ」に沿って指導する

看護技術を遂行する能力（技能）は、**運動技能と知的技能**の２つから構成されます（表１［→p178］）。運動技能は、繰り返し行うことで身につく技術です。運動技能が十分に身についたら、知的技能へ指導を進めていきます。

「運動技能を達成していないのに知的技能を求める」「経験に合わない知的技能を求める」と、後輩も、教育係も、うまく目標達成ができません。

表1 技能の構成要素

ステップ1	**運動技能** 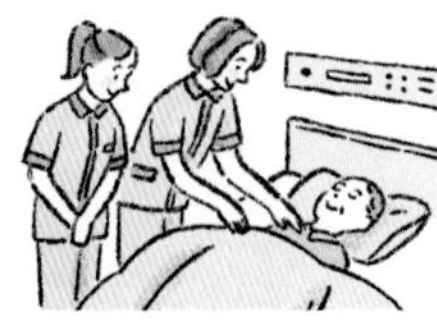	仕事の手順や機械操作など**体を動かすことで発揮**される能力 <例> ●マニュアルどおりに行う ●指示どおりに動く ●計画どおりに実施する ●指示どおりに計測する 「自立」の評価をしやすい
ステップ2	**知的技能** 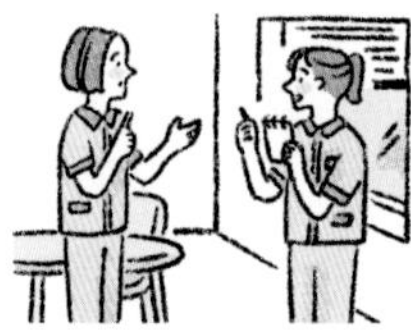	判断、分析、評価、情報処理など、**頭脳をとおして発揮**される能力 <例> ●異常に気づく ●アセスメントする ●計画立案する ●問題解決する 「自立」の評価をしづらい ↓ 求める行動レベルを設定する

自分が不安な理由を知ると、対応策が見えてくる

後輩、特に新人看護師が「1人で看護ケアを実践できる」ようになるためには、経験を積むことが大切です。しかし「何でもできます！」という気持ちで実践しているのを見ると、教育係としては不安を感じますよね（図1）。

図1 先輩の不安の原因（例）

（凡例）＝運動技能　＝知的技能

- **手順は守れている？**
  ➡事前に確認し、実施は1人でしてもらう
- **重要な情報を漏らさず引き継げている？**
  ➡指摘されたことを振り返る
- **患者さん・家族に、不快・不安な思いをさせていない？**
  ➡後ろからそっと見守る
- **困ったとき、すぐ助けを呼べる？**
  ➡「誰に、どうやって、いつ報告するか」確認する
- **1人でやってもいいが、その結果が不安…**
  ➡報告のタイミングも指導する

新人看護師が「できます！」と答える理由はさまざまです。教育係は「なんとなく不安」と漠然ととらえるのではなく、習得技能のレベルとその人の個性に合わせて、不安と感じる原因・リスクを具体的に考え、指導していく必要があります（表2）。

表2 個性に合わせた指導の具体例

後輩Aさん 「できない」と言い出せない場合

状況▶手際がわるく、時間がかかってしまう。「できないかも」という自覚があるため、準備するという視点はあるが、そもそもの知識が不足しているまま実践している。

指導▶「できない」と言ったことをそのままにしない。何を確認したらできるようになるか、何を教われば、何を経験すればできるようになるか具体的にし、フォローする的を絞る。自身で考え気づけるよう、教育係が導いてあげられるとよい。

後輩Bさん 「何回もやっているから大丈夫」と思っている場合

状況▶事前に気がつくことができない。すべて事後対応になってしまう。

例えば… 気管吸引を行った後「痰がとれなかった」と報告があった。しかし、勤務の終わりごろ、患者さんの酸素化が悪化し、気道浄化不十分だったことが発覚。振り返りで、吸引チューブの挿入長が間違っていたことがわかった。

指導▶提供された技術の先にある患者さんの状態に気を配る。痰が多いから吸引を行っているのに「痰がとれなかった」と報告を受けたら、教育係が状態を確認する必要がある。

後輩Cさん 「チェックが入ると進まない」から1人でやりたがる場合

状況▶手技はできるが、その後の観察や片づけが不十分。

例えば… 気管吸引は実施できたが、終了後の環境整備（ゴミがそのまま、布団がかかっていない、ナースコールが患者さんの手元にないなど）が不十分だった。

指導▶実施後の確認や報告も含めた行動計画を立てる。看護技術の提供は、「自分の技術向上のため」ではなく「患者さんの安楽と安寧のため」であることを伝える。

最近の新人看護師は、コロナ禍の影響もあり、オンライン授業や看護実習の短縮など、実践する場面が少ない学生時代を送っています。だからこそ、人対人の実践をサポートしたいところです。教育係としての責任がある以上、リスクのあることには注意したいですが、目標の設定や見守るポイントを絞り、「自立」目標を段階的に設定し安全に実践していけるよう計画してみましょう。

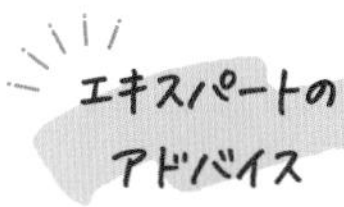

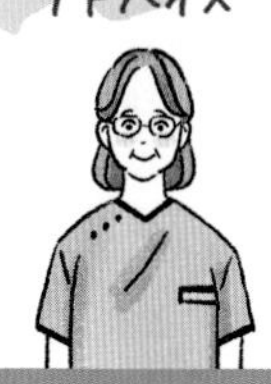

後輩の個性と習得レベルによって、指導時に注意すべきポイントも異なる。

「ここまでできないとダメ」のハードルを上げすぎない。

（村垣なつみ）

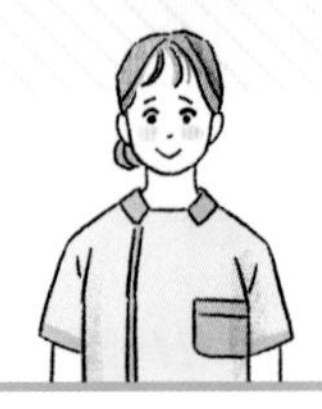

“自分がいないときの対応”
に関する悩み

自分が教えたやり方ではなく、「他の先輩のやり方」で実践されると、微妙な気分になる

後輩（新人看護師）を指導することになったので、本や雑誌などで手順・根拠をおさらいして、最も適切な方法で教えるように心がけています。
でも、ある日、私が教えていない手順でケアを実践していたので、聞いてみたら「昨日、C先輩に教わった“正しい方法”でやっています」と言われて、なんだかモヤモヤしています。
誤った方法ではないので、大きな問題はないのですが、自分が指導のためにかけた時間と手間が無駄になったようで、なんだか微妙な気分です。

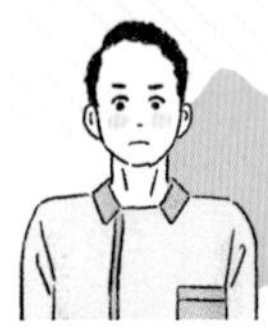

後輩はこう思っているかも…

Aさん ― そのとき指導してくれている先輩のやり方と異なると、「誰に教わったの？」「そんな方法じゃダメよ」などと強い言葉で否定されるので、嫌な気持ちになる。

Bさん ― 先輩によって手技や手順が異なることが多くて、戸惑ってしまう。やりやすい方法で実施するのでは、ダメなの？

こうすれば、もっと、うまくいく！

1 まずは、他の先輩のケア手順に「誤ったところがないか」確認する

なぜなら… 他の先輩の「大切にしていること（こだわり）」なのか、教育係自身が教えた方法がほんとうに「間違っていない方法」なのか、確認する必要があるからです。

2 目的と根拠、清潔操作が間違っていなければ、手順が異なっても問題ないと割り切る

最も大切なのは… 「患者さんに負担をかけない」こと。大原則を忘れてはいけません。

これは避けたい

①根拠がないのに「その手順ではいけない」と否定する
②「自分が教えたやり方と違う」という理由だけで否定する

ココが大事 教育係自身のこだわりを押しつけるような指導をしてはいけません。最も大切なのは「患者さんにとって最小限の負担」で実施すること。そのためには、根拠を確認することが大切です。

＼知っておきたい／
【知識・理論】

「ケアの手順」よりも「ケアの目的と根拠」が大切

後輩、特に新人看護師の多くは、先輩たちが思っているより「人によって手順は違うけれど、目的は一緒である」ということを受け止めているものです。後輩が別のスタッフに教わった手技や手順の根拠・目的を確認し、問題がないのなら、教育係であるあなた自身が**「やり方は、いろいろある」ことを受けとめる**必要があります。

誤りがあったら「その人個人に」ではなく、「部署全体に」フィードバックする

物品や手順などの基準は、不変ではありません。そのため、まずは後輩にその方法を伝えた先輩から話を聞いてみてください。

その際には、「自分が後輩に教えたのが間違った手技ならば、部署全体での周知や指導が必要だと思うので、どこが間違っていたか、具体的に教えてください」とアサーティブに聞いてみるのがポイントです［→p30］。

もし、他の先輩が教えた方法に誤りがあったことがわかったら、その人個人を責めるのではなく、部署全体にフィードバックしましょう。

その際には、「○○の手技は、△△です。注意点は□□です」というように、正しい方法を端的に伝えることが大切です。

自分の手技が正しいか、振り返ることも大切です。

「ケア手順」は、個々の看護師の工夫の賜物

自分のこれまでを振り返ってみたとき、新人のころは時間がかかっていたことも、経験を積んだ今はスムーズにできるようになっていることに気づくと思います。そんな自分の経験をふまえて手順を指導しているからこそ、自分が教えた方法ではなく、他の先輩が教えた方法で後輩がケアを実施していると、モヤモヤするのです。

だからといって、後輩に「誰に教わったの？」「そんな方法じゃダメ」などと言うことは避けましょう。**後輩 Aさん** の言うように、嫌な気持ちになるだけでなく、信頼関係が崩れてしまいかねません。

また、**後輩 Bさん** のように、教える先輩によって手順が異なることに、混乱を覚える人もいます。そのような後輩に対しては、ケアの目的と根拠を説明し、絶対おさえなければならないことと、個人の工夫で変えても問題ないところを、説明してみてください。

説明の例

〈胃管からの内服注入準備であれば…〉

- 「確実に薬剤が投与されること」が絶対
- 簡易懸濁可の薬剤は「シリンジ内で懸濁」しても、「カップの中で懸濁」してもよい先輩による工夫ポイントや手順の違い、大切にしている優先順位などを、たくさんの視点から知り、臨機応変に対応できる看護師に成長してほしいと思いながら、指導していきたいですね。

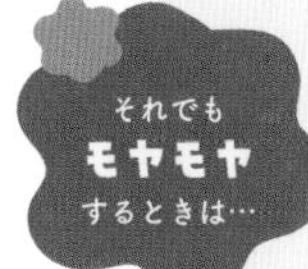
それでも
モヤモヤ
するときは…

他の先輩が後輩に教えたやり方は間違いではないものの、効率がよくなかったり、最新の根拠に基づいていなかったり、あまり適切ではなさそうだな…と思うことがあるかもしれません。

そんなときは、頭ごなしに否定せず、「そのやり方だと、○○に問題があるんじゃない？」や「こうやると時間が短縮できるよ。手順がスムーズだよ」などと伝えてみましょう。

問題がない場合には「その準備の方法もいいね」などと伝えると、後輩の気分もラクになることでしょう。

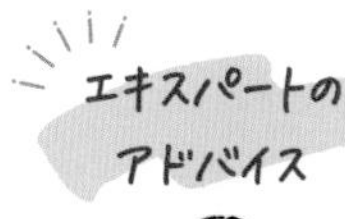
エキスパートの
アドバイス

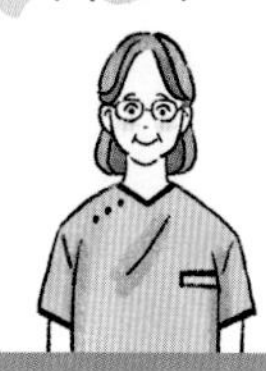

ケア手順は不変ではありません。後輩に教えるときは、物品や手順が変わっていないか、必ず確認しましょう。

根拠や目的に誤りがなければ、自分の「こうあるべき」を押しつけないことが大切です。

（村垣なつみ）

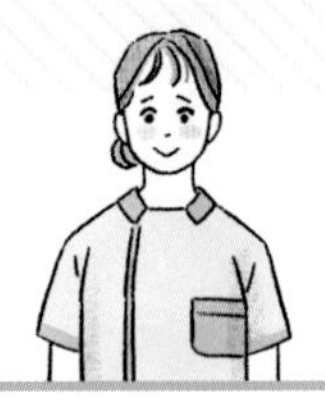

“自分がいないときの対応”
に関する悩み

教育係以外の先輩が、後輩育成に非協力的で、困る

指導を担当している後輩（新人看護師）が「昨日フォローに入ってくれたD先輩が怖かった」とおびえています。あいさつしても無視された、ケアに時間がかかりすぎると怒られた、何も教えてくれなかった、言われたことを終えて声をかけたら、強い口調で「わかったから次の仕事をして」と言われた、とつらそうです。
Dさんは、私よりだいぶ先輩なんだし、私の不在時くらいは後輩に指導的にかかわってくれたらいいのに…と思います。他のスタッフも、助け船を出さずに見て見ぬふりなんて…　とモヤモヤします。

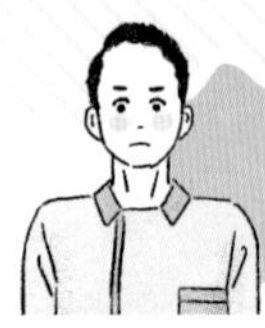

後輩はこう思っているかも…

Aさん ― 他の先輩たちから「ケアに時間がかかりすぎ」「アセスメントが足りない」と怒られてばかりでつらい…。

Bさん ― D先輩は何も指導してくれなかった。冷たくされて、つらい。

Cさん ― D先輩にあいさつしたら無視され、報告したら強い口調で意地悪を言われて、つらい。

こうすれば、もっと、うまくいく！

1 非協力的と感じる先輩について考えてみる

2 後輩と一緒に状況の振り返りを行う

具体的には… 後輩が「言われてつらかった状況」を確認し、後輩に求められていたことは何だったのか、フィードバックします。

これは避けたい

「怖い」「冷たい」という感情だけで非協力的かどうか判断しない

ココが大事 後輩の話だけで判断せず、その先輩が「なぜ、後輩にそのような接し方をしたのか」を把握しましょう。

知っておきたい【知識・理論】

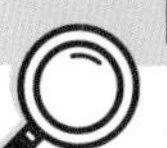

他の先輩の個性も把握したい

自分より先輩にあたるベテラン看護師たちに、「もっと協力して」と面と向かって指摘するなんてことは難しい…。そう思うかもしれません。

でも、まずは、**本当に非協力的なのか考えて**みてください。厳しすぎる、言葉がきつすぎるなど、個性の強さが災いし、非協力的だと誤解されてしまっているだけの人もいるためです。

誤解されやすいタイプ① 求めるハードルが高い

求めるハードルが高いため、厳しい指導になっているタイプです。

このタイプの考え方

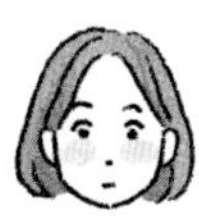

❶ アセスメントを重視している
❷ 新人看護師も**スタッフとして平等に接している**
❸「新人でもココまでは、できてほしい」というビジョンをもっているが、個々の教育目標や進捗情報を把握していない

という背景があり、**「そんなこともできないのか」という気持ち**が態度に出てしまうため、**後輩 Aさん** のように、新人看護師が「怖い…」と感じるのが、このタイプです。

このタイプは、うまく協力体制を築ければ、とてもよい指導につなげることができます。そのためには「あなたの求めている目標到達は、看護師として当然だと思います。そこへ向けて成長できるよう、今は○○が目標です」など、**具体的な行動目標を共有**する必要があります。

誤解されやすいタイプ② 社会人基礎力を重要視している

看護師として指導する前に「社会人としての常識」を身につけるべき、と考えているタイプです。

このタイプの考え方

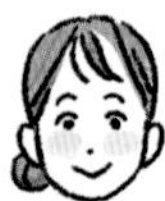

❶ **「人として」当たり前のことを言っている**
❷ **いくら新人看護師でも、社会人基礎力はもっているべきだと考えている**
❸ **指導される側にも最低限度の礼儀は必要だと思っている**

といった背景があり、**「その態度は、指導以前の問題だ」と匙(さじ)を投げている**ため、**後輩 Bさん** のように新人看護師が「冷たくされた…」と感じるのが、このタイプです。

このタイプは、「社会人として、自分はちゃんとしている」と思っている人が多いので、後輩の幼い部分をどのように育てたらよいか、人として成長させるにはどうしたらよいか、など、社会人基礎力の指導について、思い切って相談してみるとよいでしょう。

新人看護師のなかには、大人としてのコミュニケーション力、指導（叱咤、指摘）されたときの態度、感情のコントロールを知らないまま社会人となっている人もいます。「教育してもらうこと」を当たり前と思わず、**指導を受ける側にも礼儀と謙虚な気持ちが必要**であることを、後輩に伝え、指導以前の段階で匙を投げられてしまわないよう、その人の個性に合わせたサポートを考えていくことが必要です。

また、教育係である自分自身の社会人基礎力 [→p20]についても振り返ってみましょう。社会人基礎力は、段階に合わせて成長し続ける必要のある能力です。指導する自分自身にその力がなければ、その先輩は力を貸してくれません。

誤解されやすいタイプ③　人柄・性格に一癖あるタイプ

コミュニケーションがうまくいかないタイプの先輩もいます。

このタイプの考え方

❶ 言葉が冷たい
（指摘の内容は間違っていない）
❷ 人見知り
（最低限のかかわりしかもたない）

などといった背景から、**後輩 Cさん** のように新人看護師が「意地悪された…」と感じてしまうのが、このタイプです。

後輩の訴えを聞くと、つい“このタイプだ…！”と分類してしまいそうになりますが、まずは「接する相手によって対応を変えていないか」振り返ってみましょう。

新人看護師にだけ意地悪なのは問題です。このタイプに協力してもらうなんて夢物語…と思うかもしれませんが、まずは本当に意地悪なのか、思い当たる理由や原因などがないか、熟考してください。

新人看護師があいさつをしているか、指導を受けているとき上の空になっていないか、注意を受けたときムッとしたり言い訳したりしていないか、言われたことをやっているか、など、熟考してもなお、本当に意地悪だと判断したら、部署全体がその雰囲気に流されず、やさしくいることが大切です。そのような先輩も、自分だけが意地悪をしている状況になれば、居心地が悪くなるはずです。

それ以外の先輩たちにも同じような態度なら、ある意味、あきらめるしかありません。看護師は、これから何万人もの人間と対話していくのですから、“こういう人もいるのだ”という事実を受け止めましょう。“そのような人と、自分はどんなふうにコミュニケーションをとっていくのかを経験している”と思えるように、後輩を導いていけたら、教育係として上級者です。

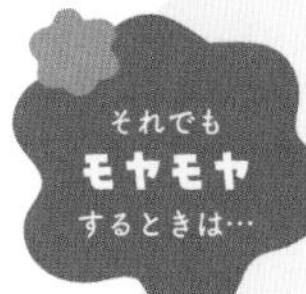

部署の教育体制として、教育係を増やすことも作戦の１つだと思います。必然的に、教育係が新人看護師に接することも多くなり、情報共有ができるようになるからです。

人数が増えれば、教育に関心をもつ人も多くなります。

目標設定を明確にして、数多いスタッフでも共通した教育ができるようにしていきたいですね。

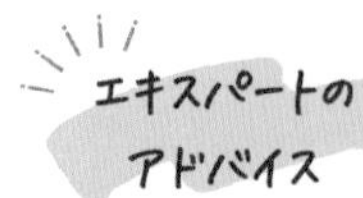
エキスパートの
アドバイス

「怖い＝意地悪」と簡単に紐づけてはいけません。

指導目標などを具体的にみんなで共有するなど、手を尽くしましょう。「それでも無理な人は無理」と割り切ることも、時には必要かもしれません。

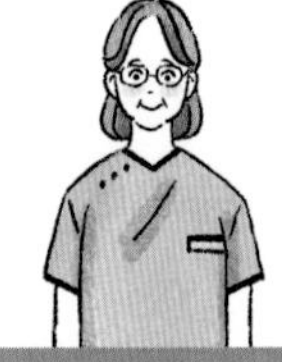

「意地悪」がある部署では、無関心が助長され、雰囲気は最悪になってしまいます。新人指導に限った話ではなくなるので、信頼している同僚、主任や師長、看護部に相談してください。

（村垣なつみ）

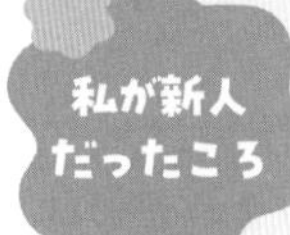
私が新人
だったころ

私が新人だったころ、いちばん印象に残っているのは、はじめて看取りを経験したときのことです。

患者さんに対して「自分にできたことは、何もなかったのではないか」と無力さを感じていたものの、それを言語化することができず、先輩との振り返りでは、何も言えず、ただ泣くことしかできませんでした。そのとき、先輩から「何もできなかったって思っているの？ それなら、やってあげたかったケアとか、こうしたかったケアとか、次に同じ状況の患者さんを受け持つときにはできるんじゃない？」と言われて、少し気が楽になりました。もっと勉強して、後悔のないケアがしたいと思いました。

インシデントを起こしてしまったときのことも、印象に残っています。先輩は「これは私の責任でもあるから、私の名前もちゃんと残しておいてね。次から気をつけよう」と言ってくれました。ミスを一方的に責められるのではなく、次からどう気をつけるのか一緒に考えてもらえたことに安心し、次のチャンスがもらえたことにもホッとしたのを覚えています。

（梅田佳帆）

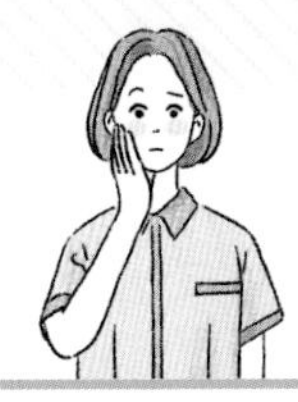

“後輩のメンタル”
に関する悩み

後輩が病休に入ったのは「自分の指導が悪かったせい」だと思ってしまう

指導を担当している後輩（新人看護師）が、今日から病休に入ることになりました。師長は理由について話しませんでしたが、このところ、体調不良を訴えてときどき休んでいたので、きっと、メンタルヘルス不調が問題だったのだと思います。
私の指導が悪かったせいだ…と思うと落ち込みます。なるべくやさしく接するようにしていたのですが、それでは不十分だったのだと思うと、自分を責める気持ちでいっぱいです。

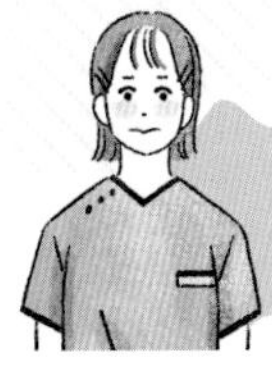

後輩はこう思っているかも…

Aさん ― 仕事に追いつくことができず、つらくなってしまった。

Bさん ― 勉強しても理解できず、対応することができなかった。勉強しているのに怒られてばかりで、気持ちが折れてしまった。

Cさん ― 人間関係がつらいし、思っていた看護師の働き方と違うし、もうやっていけないと思ってしまった。

こうすれば、もっと、うまくいく！

1 自分が悪かったと「思う」だけで止めず、なぜそう思うのか、具体的に考える

なぜなら…　「自分が悪かった」→「自分は教育係には向いていない」という負のループにはまってしまうからです。

2 「こうすればよかった」も、併せて考える

なぜなら…　改善策を考えることは、自分の教育係としてのスキルアップにつながるからです。

✕ これは避けたい

①「自分のせいだ…」と自分を責める
②「あの子はどうせ○○だから」と一方的に決めつける

ココが大事　病休の理由は人それぞれです。1つの理由ではなく複数の要素が関連し合って体調不良に陥ることもあります。ただでさえ看護師の職場環境はストレスが多いもの。自分が適応できているからといって、みんなが適応できるとは限りません。

＼知っておきたい／
【知識・理論】

自分を根拠なく責めてはいけない

まず知っておいてほしいのは、病休の理由は教育係が原因でない場合も多いということです（表1）。根拠もないのに「自分のせいだ」と悩むのはやめましょう。がんばっている自分を自分で認めることは、とても大切です。

それでも、やっぱり「自分のせいだ」と思うのならば、なぜそう思うのか、踏み込んで考えてみてください。

表1 病休の原因(例)

1	**後輩Aさんのように「仕事に追いつけないつらさ」が原因の場合**
	●新人看護師と、配属された病棟のタイプが合わなかった可能性がある ➡急性期、慢性期、外科、内科など、病棟によって、スタッフのタイプも患者さんのタイプも異なる。復帰後の部署替えも視野に入れた検討が必要
2	**後輩Bさんのように「勉強することのつらさ」が大きかった場合**
	●新人看護師自身の実力不足 ●勉強の方法や、勉強したことを現場で活かす考え方の指導が不足していた可能性がある
3	**後輩Cさんのように「理想と現実の違いによるつらさ」「人間関係のつらさ」がある場合**
	●リアリティーショック ●社会人基礎力が不足している

自分のせいだと感じてしまうのは「信頼関係ができていなかった」から

後輩の体調不良の理由を「自分の指導が悪かったせいだ」と思ってしまう理由は、さまざまです。パッと思いつくのは、このくらいでしょうか。

「自分のせい」と感じる**理由**

- 「厳しく指導しすぎてしまった」という後味の悪さを感じている
- 「自分にあまり相談してくれなかった」と残念に感じている
- 自分の前だと「緊張しているように見えた」ような気がしている
- あまり「後輩のことを知らない」ことに気づいて愕然としている
- 「私はいろいろ教えてあげたのに…」という不満感がある

後輩指導の成果を評価するとき、私たちは、技術的なことや会話の内容、後輩がやってきた勉強など、**目に見えるものだけで評価してしまいがち**です。しかし、 その奥にある後輩の個性や学習タイプなど、**相手を理解しようという気持ち**がないと、関係性に乖離や歪みができてしまいます。

教えることは一方通行ではない

自分の指導を受け止めてもらうためには、相手のことも受け止めなくてはいけません。教育を行っていくうえで、自分の思いを伝えるために必要なことは、互いの信頼関係です。どんなに伝えたいことがあっても、**信頼関係がないと相手には伝わらない**のです。

自分の話を聞いてもらうためには、相手の話を聞く努力が必要です。この人は私の気持ちを聞いてくれる、と思えた人の話は受け入れやすくなります。先輩・後輩ともに必要な歩み寄りだと思います。

「いろいろ教えてあげたのに、病休に入ってしまうなんて…」と不満を覚えてしまうのは、教育へのやる気と責任、こうなってほしいという成長を強く願う気持ちの現れです。

しかし「教える」ことは、一方通行ではありません。一方通行では伝わっていないのです。教えることによって、自分も教わっているのだということを受け止める心と、自分自身も成長するという意識をもつと、その不満はやわらぐはずです。

後輩を「承認し大切にしていた」か、振り返ってみる

信頼関係を築くためには「相手を大切にすること」「相手を承認すること」が必要です。

相手を大切にすることのなかには、**相手の自尊感情を大切にすること**が含まれます。指導にあたって、後輩が、自分を肯定し大切に思える感情（＝自己肯定感）をもてるようにかかわってきたか、自信（＝自分はこれでいい、今のままで生きる価値がある）といった感情をなくさないようにかかわってきたか、振り返ってみてください。

相手を承認するためには、**承認の３つの種類をおさえておく**必要があります（表１）。ポイントは、**言葉でしっかり伝える**ことです。Ｉメッセージで伝え、相手の感情や決意も承認してください［→p31］。

表1 承認の3つの種類

1	**存在承認**	存在そのものに気づき、着目し、認めること ＜例＞・あいさつする ・名前を覚えて声をかける ・普段との違い（服装など）に気づくなど
2	**行為承認**	プロセス・努力・成長を認めること ＜例＞・できたことを認める ・日々のケア場面で「よかったこと」を認めるなど
3	**成果承認**	成果や成功をほめること ＜例＞・うまくいったことをほめるなど

意外とココが抜けてしまいがち！

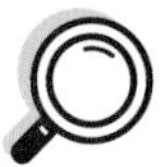

教育係が「イライラ・悩みを相談できる場」をつくる

大切なのは**自分を責めないこと**、そして「自分には向いていない」「もう教育係をやりたくない」と**自分の成長のチャンスを逃さないこと**です。

一生懸命に教えようとしているからこそ、イライラすることもあります。自分自身も「教育することを学んでいる途中」だからこそ、間違ったり、嫌な気持ちになったり、悩んだりします。そのため、相談できる相手がいることが大切です。

仲間内での愚痴大会も、感情の吐き出し口としては必要ですが、それだけでは不十分です。教育を進展させるためには、部署内教育係や先輩、病院内各部署の教育係のコミュニティなどとの情報共有やコミュニケーションが必要となります。教育視点での情報共有やコミュニケーションをとることは、自分自身が成長していくために必要なスキルとなります。

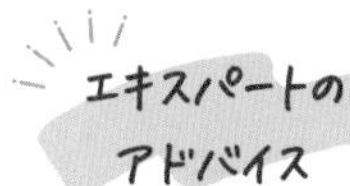

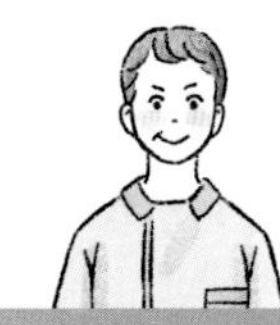

「自分のせい」と根拠なく思い込むのはやめましょう。

自分自身の気持ちを大切にし、他者と問題を共有するコミュニケーション能力を向上させていきましょう。

（村垣なつみ）

先輩の悩み

46

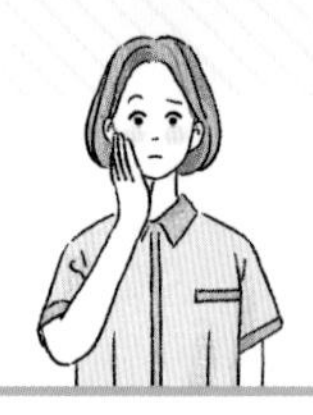

“後輩のメンタル”に関する悩み

急に後輩が休むと「もう来なくなってしまうのでは…」と心配になる

最近、後輩がメンタルヘルスに問題を抱えて休職・離職するケースが少なくありません。
教育係は、みんな「怒らない・残業させない・やさしく接する」という方針に沿って行動しているのですが、成果は上がっていないようです。
そのような状況下で、自分が指導を担当している後輩（新人看護師）が、最近ちょくちょく休むようになったことが気になっています。
後輩が休むたびに、何があったのだろう、自分の指導のせいで来なくなったのだろうか、やさしく接しているつもりだがこれ以上どうしたらいいのだろう、と悩んでしまいます。

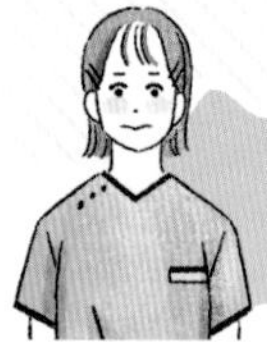

後輩はこう思っているかも…

Aさん — 体調が悪いから休むのだけれど、体の不調か心の不調か、自分でもはっきりしない。

Bさん — 朝はとてもつらかったけれど、休んだことで気持ちがリセットできた。またがんばろう。

Cさん — 休んでしまった罪悪感があるから、休み明けは緊張してしまう。

こうすれば、もっと、うまくいく！

1 休み明けに、話を聞く時間をとる

その際には… アサーティブなコミュニケーションを心がけます。

2 到達目標・指導内容が適切か検討し、一緒に話し合う

✕ これは避けたい

①「後輩が休んだのは自分のせいだ」と自分を責める
②後輩自身の思いや状況を確認せず、一方的に休んだ原因を決めつける

ココが大事 休んだ理由は人それぞれ。休み明けに話を聞き、指導状況が適切か、一緒に検討することが大切です。「来なくなってしまうと困る」と恐れるあまり、指導に及び腰になってはいけません。

＼知っておきたい／
【知識・理論】

最も重要なのは「休み明けに、どう迎えるか」

後輩が「急に休んでしまう」理由はさまざまです（図1）。その理由に合わせて、休み明けにどのように迎えるかを考えていくことが必要です。

図1 後輩が「休んでしまう」理由（例）

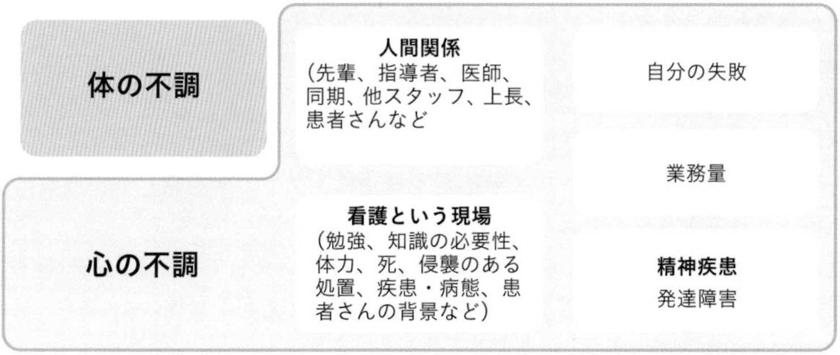

体の不調

心の不調

人間関係
（先輩、指導者、医師、同期、他スタッフ、上長、患者さんなど

自分の失敗

業務量

看護という現場
（勉強、知識の必要性、体力、死、侵襲のある処置、疾患・病態、患者さんの背景など）

精神疾患
発達障害

休み明けの声かけでは、第一声がとても大切

後輩 Aさん のように、自分でも不調の理由を把握できていない場合には、「疲れはとれた？ 眠れている？ 食べられている？」などと問いかけてみましょう。調子が悪ければ心の調子を整える必要があります。

後輩 Bさん のように、ちょっとすっきりした顔で出勤してきた場合には、「休息で元気になれてよかったよ」と声をかけます。休む前にはつらさがあったことがわかったら、業務量の調整や、新しいことを教えるのを止めてみてもよいと思います。

後輩 Cさん のように、休むことに罪悪感をもっている場合には、「しっかり休めた？ 休むことは必要なことだからね」と伝えてください。休んでしまったことに罪悪感をもつのは、社会人としての責任感の現れです。だからこそ、休んで元気になることが最優先だと伝え、業務量を調整するとともに、できていることを承認しましょう。

教育係の役割は「適切な目標を設定し達成できるよう導く」こと

教育係は、他の先輩と比べて後輩との距離が近く、**成長してほしいという思いも強い**ので、実践指導やアセスメントなどが、厳しくなりがちな傾向があります。

しかし、実践指導は、すべての病棟スタッフが実施できることです。では、教育係は何をするのでしょうか？

教育係の役割は、実践指導の計画目標、到達度の設定、実践を通して**設定した目標がその後輩にとって適切か**（過大ではないか、もっとできるのではないか）を考えることです。

その調節を行っていくためにも、日ごろからコミュニケーションをとり、後輩が気持ちを吐き出せる機会をつくり、気持ちの落ち込みや元気のなさに気配りができるような関係がつくれたらよいなと思っています。

そのため、もし“後輩に対してイライラしてしまう、厳しくしすぎているかも…”と感じたときは、教育係自身のストレスを軽減できるようなはたらきかけが必要となります。

教育係自身への配慮も忘れない

その日の担当を外れ、OJTは他のスタッフが担当するなど、イライラと距離を置けるように配慮します。人手不足を理由に、ストレスを感じている教育係を続行させるようなことは、避けたいところです。

なお、教育係のストレスや思いを傾聴し、コーチングしていける主任や師長・先輩がいる場合には、担当を変更せずに続けることも可能です。

後輩の悩みを聞くときは「まずは聞くことに専念」することが大切

休み明けの後輩の話を聞くときには、受容と共感が大切です。

話を聞いていると、つい“あなたの態度が…”などと口を挟んだり、アドバイスや提案をしたくなったりしますが、**話の正誤ではなく相手の気持ちを受け止める**ことが大切です。内容の良し悪しではなく、「そう感じたんだね」「そう受け止めたんだね」と相手の気持ちや感情に寄り添いましょう。

後輩と適切な関係性を築くためには、**アサーティブなコミュニケーション**がキーワードとなります[→p30]。自分の話を聞いてもらいたいとき、相手の話を聞きたいとき、それぞれにふさわしい表現方法は異なります。自分のコミュニケーション方法はアサーティブかどうか、振り返ってみてください（表1）。

表1 アサーティブの4つの柱

誠実	自分に対しても相手に対しても正直である 自分の中にある正直な気持ちを認識する
率直	話すときは具体的に端的にわかりやすくする
対等	立場や役割に上下関係があったとしても、人間としては対等である
自己責任	相手とのコミュニケーションの責任の半分は、自分にもある

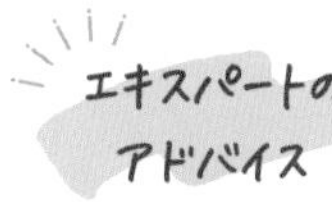

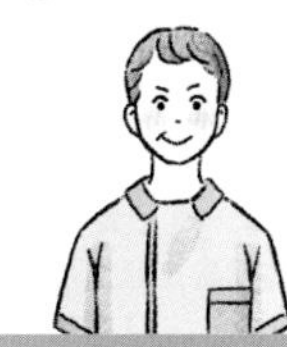

「来なくなってしまうかも…」と悩んでも仕方がありません。それよりも、来たときにどうしてあげられるかを考えましょう。

教育係のストレスに配慮することも大切です。

（村垣なつみ）

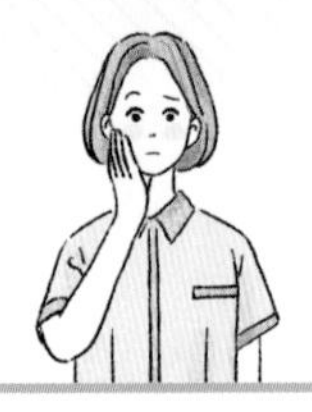

“後輩のメンタル”
に関する悩み

病休から復帰する後輩に、どのように対応すればよいのか悩む

数か月間、病休をとっていた後輩（新人看護師）が、来週から復帰してきます。休職理由は明らかにされていませんが、復帰後のフォロー体制を考えることができるので、何で休んだのか知りたいと思っています。
自分の指導方法が悪くてメンタルヘルス不調に陥ったのなら、かかわり方を改めなければなりません。正直、教育係を別のスタッフにお願いしたほうがいいのかもしれない、とも思います。
仕事内容や事情に配慮する点はあるのか、部署内でどのように（どこまで）共有したらいいのか、など、気になることがたくさんあって、悩んでしまいます。

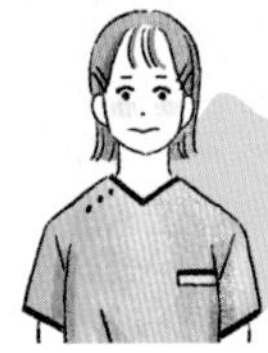

後輩はこう思っているかも…

Aさん — 復帰して働くことができるのか不安。また、同じようにつらい思いをするようなことが起きたらどうしよう。

Bさん — 緊張する。他の人は、私のことをどのように思っているのか、不安だ。

こうすれば、もっと、うまくいく！

1 主任や師長などと話し合い、指導のペース・方法などを見直す

2 腫物に触るような扱いはせず、「また、よろしくね」という気持ちでかかわる

これは避けたい

①教育係が自分を責めすぎて、自分もメンタルヘルス不調に陥ってしまう
②教育係が自分のやる気をなくしてしまう
③教育係として接することのつらさを押し殺してしまう

ココが大事　自分１人で抱え込もうとしてはいけません。

知っておきたい【知識・理論】

病休明けには「業務量の軽減」が必要となる

経験が浅く看護技術が未熟な後輩、特に新人看護師は、教育係が考えているよりも仕事量への負担を感じています。そのため、業務量を軽減する支援が必要となることが多いです。

師長や主任とともに、復帰後の**教育ペースを具体的に考え**、到達目標や求めることを決めていくことが必要となります。

おおむね教育ペースを下げることになると思いますので、他の新人看護師との指導の差など、**情報を部署全体で共有する**ことが大切です（表１ ［→p200］）。

表1 病休復帰後の調整(例)

1 後輩Aさんのように「仕事の量」を気にしている場合

●どんな仕事量・内容でつらかったのか、客観・主観の両方の視点で評価する。
➡「できているのに、つらかった」場合:業務量を減らす。
➡「できていなくて、つらかった」場合:指導の段階と目標を下げる。できていないことに視点を絞って指導しなおす。

2 後輩Bさんのように「周りの人にどう思われるか」を気にしている場合

●教育係の考えていることを伝える。状況に合わせ、主任や師長に対応してもらう。
➡「あなたが、この部署で仕事をしていくためにはどうしたらいいかを考えている」「今後どのようにかかわっていけばよいか考えているから、あなたがなぜ休んだのかが気になる」など

復帰後は自然な態度で迎える

病休から復帰する後輩を迎えるときは、気をつかいすぎないようにしましょう。腫れ物に触るような態度は、かえって負担になってしまいます。根掘り葉掘り状況を聞くようなことはせず、「戻ってきてよかった」「無理せず、ならしていこうね」などと温かく受け入れる声かけをしてください。

病休の原因が部署の人間関係や業務量によるものだと判断された場合、部署を異動して復帰することもあります。

部署全体で「心理的安全性を高める」努力をする

職場環境の心理的安全性が高ければ、新人看護師が困っていること・できないこと・不安に思っていることなどを相談しやすい状況をつくれます[→p4]。つまり、新人看護師が抱える**悩みや不安が大きくなる前に解決**していけるようにサポートできる、ということです。

職場の心理的安全性は、すべてのスタッフが、効率よく成果を上げる仕事を行うために必要な環境と考えられます。特に、新人看護師にとっては、安心して自分の考えていることを発言できる安全な環境が重要です。

そのためには、**教育係の受け止め方の改善も必要**となります。“後輩が話をしてこない”“自主性がない”などと感じている人は、もしかしたら自分は、後輩にとって安全な対話環境をつくれていないのではないか、と振り返ってみてください。

それでも
モヤモヤ
するときは…

後輩が病休に入る理由はさまざまです。そのため、復帰のタイミングも、復帰する部署も、その人に最もよいと考えられる状況を検討することが大切です。

同じ部署に復帰したCさんは「業務の流れや物品の位置を把握しているので、業務量の調整だけでスムーズに復帰することができました」と話してくれました。

一方、自分の適性にあった働き方をするために部署異動し、看護師として成長していくケースもあります。復帰時に別の部署に異動したDさんは「あのときはつらかったけれど、今は、こんなふうに笑顔で働けています」と、話してくれました。

もし、同じ部署に復帰することになり、教育係として接するのがつらかったら、距離をおくことも大切ですが、「まったく会話をしない、あいさつもしない」といった配慮のない行動は慎むべきです。

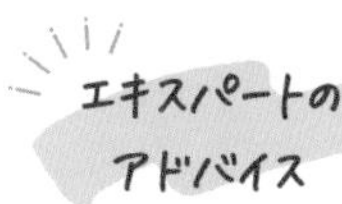
エキスパートの
アドバイス

復帰してきた後輩は「おかえり! また、よろしくね」という気持ちで迎えてください。

病休明けで異動してきた後輩は、フレッシュな気持ちで迎えましょう。

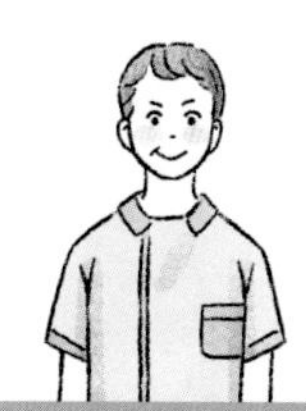

別の部署に異動した後輩と院内で会ったら、「あいさつ」することを忘れずに。

（村垣なつみ）

私の新人時代は、今では思い出したくないくらい、恥ずかしいエピソードでいっぱいです。

先輩にたくさん叱られ、たくさんほめて育ててもらいました。教育係をするようになった今、新人にそのときの話をすると、目をキラキラさせてうれしそうに聞いてくれます。それを見ると、私の恥ずかしいエピソードも、時代を越えて役に立っているのだ、と救われた気持ちになります。

何人か、私が世話になった先輩を紹介します。

A先輩はいわゆる「怖い先輩」でした。指導はとても威圧的で、先輩のもとでは自立していたケアも手が震えて失敗してしまうことがあるくらいでした。勤務後に振り返りをしようと言われても、緊張感でまったく話が頭に入ってこず、「早くこの場から去りたい」という思いしかわかなかったのを覚えています。

逆に「やさしい先輩」と評判だったB先輩の指導のもとなら失敗しなかったのか…というと、そうではありません。ほんわかした空気に気が抜けてしまい、安心感から失敗してしまうこともありました。やさしい先輩には、報告・連絡・相談がしやすいため、働きやすさはあるものの、すべてが好転するとは限らないから不思議だと感じます。

私が好きだったのは、「新人に厳しい」と言われたC先輩の指導です。見方を変えると「怖い」と言われそうなC先輩は、新人にも厳しいものの、自分でも学ぶことを継続し、新しい知見を更新し続ける先輩でした。そのため、指導時には、どの教科書を使用して学んだのか、理解に苦戦したことなど、先輩自身の気持ちも交えて一生懸命伝えてくれました。時間外なのに一緒に勉強する時間を作ってくれたこともありました。できたとき、背中に手を当てて「がんばったもんね！」と笑顔でほめてくれました。いつもはクールなC先輩の手の温かさを、私は今でも覚えています。

月日は流れ、教育係になった私が今感じるのは、どの先輩も一生懸命指導してくれたのだということ、新人も新人なりに一生懸命ついていこうと奮闘していたのだ、ということです。互いに一生懸命なのに、気持ちがすれ違うのは悲しいことです。

新人が一喜一憂するように、先輩も一喜一憂しながら指導をしています。看護の世界は、うれしいこと・楽しいことばかりではないけれど、悲しかったこと・不安だったこと・ヒヤリとしたこと・悔しかったことなど、気持ちを共有し合うことで、一生懸命さを伝え合いながら、歩調を合わせて互いに成長し合っていくことが、教育には大切なのだと私は信じています。

（常世田有沙）

PART 3

後輩指導に役立つあれこれ

看護師は、医療に携わる専門職として、
病院などの施設ではたらく労働者です。
自分たちの心身の健康を維持することが、
適切でよりよい看護ケアを
提供するためには必須です。
しかし、この大前提は、
日々のあわただしさの前で、
つい忘れてしまいがちなことでもあります。
ここでは、臨床で生き生きと
はたらき続けるために
知っておくと役立つ知識を
簡単にまとめます。

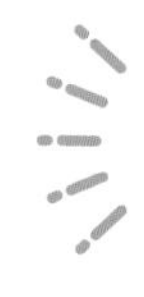

労務管理の基礎知識
働くためのノウハウ

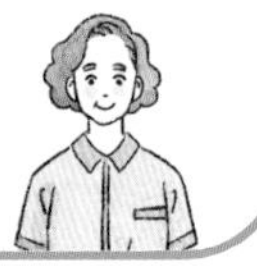

意外と知らない「労働時間」のこと

後輩指導をしていると、つい遅くまで振り返りを行ったり、課題を出したり、“業務が完結するまでやらせてあげよう”として、遅くまで働いてもらうことはありませんか？ もちろん残業が必要なときもあります。でも、業務遂行に必要な**教育の時間も労働時間**です。

長時間の労働は、個人の健康に影響を及ぼすだけではありません。看護師は、人の命を預かる仕事ですから、安全管理の観点からも問題です。

そもそも、せっかく時間をかけて教育しても、体を壊してしまっては意味がありません。「働く」という行為の基本を理解し、自分たちの働き方を考えることは、先輩自身のためにも、後輩指導をする際にも大切です。

看護師は「労働基準法」に基づく「労働契約」のもとで働いている

労働契約とは、労働者が労働力を提供し、使用者がそれに対して賃金を支払うことを約束するものです（図1）。

労働基準法は、使用者が労働者を使用する際の**最低限の労働条件**を定め、労働者の保護を図るための法律です（表1）。たとえ労働者側が同意していても、労働基準法の基準を下回る労働契約の内容は無効となります。

図1 労働契約とは

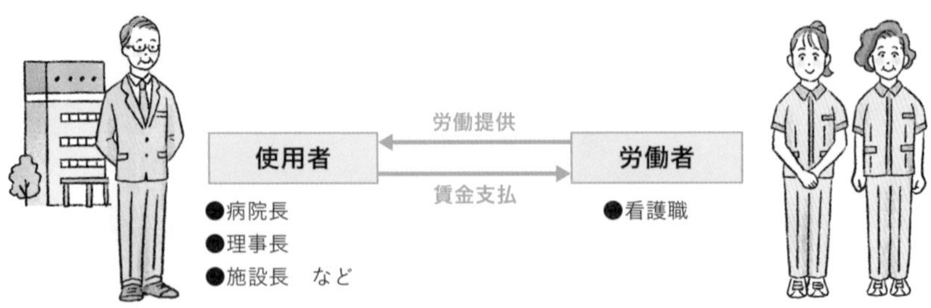

表1 労働基準法の概要(厚生労働省ホームページ)

賃金の支払の原則	直接払、通貨払、全額払、毎月払、一定期日払
労働時間の原則	1週40時間、1日8時間
時間外・休日労働	労使協定の締結
割増賃金	時間外・深夜2割5分以上、休日3割5分以上
解雇予告	解雇しようとするときは30日以上前の予告又は30日分以上の平均賃金の支払
有期労働契約	原則3年、専門的労働者は5年

労働時間は「1日8時間・週40時間」が上限と定められている

労働基準法(第32条)では、労働時間が「休憩時間を除いて**1日8時間・週40時間を超えない**こと」と定められています。労働時間が6時間を超える場合は45分以上、8時間を超える場合には1時間以上の休憩を保障することも、あわせて定められています。

時間外労働とは、法定労働時間(1日8時間・週40時間)を超えて従業員を働かせることをいいます。勤務時間が法定労働時間より短く設定されている勤務先であっても、**時間外労働(超過勤務)は法定労働時間に準じて算出**されます(図2)。

図2 労働時間の考え方(当院での例)

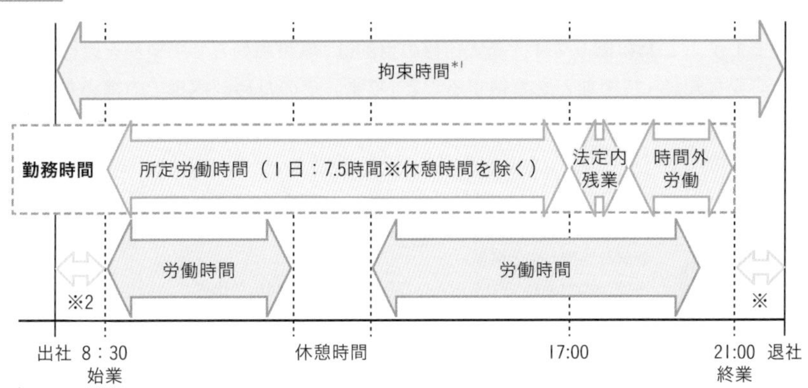

＊1 拘束時間:出社してから退社するまでの時間であり、会社の施設管理上および企業秩序維持上の制限を受ける時間である

＊2 構内自由時間(院内にいる間は施設管理・企業秩序維持上の制限を受けるが、労務提供から解放されていれば、労働時間にはならない)

時間外労働の上限は「いわゆる36(さぶろく)協定」によって定められている

法定労働時間内ですべての業務が終われば問題ないのですが、そううまくはいかないのが現実です。病棟の状況によっては、時間外労働が必要となる場合も少なくありません。そのため、各施設では、労働者と使用者の合意のもとで、**36協定と呼ばれる労使協定**（時間外・休日労働に関する協定届）の締結・届出がなされています。

36協定では**時間外労働の上限**と**時間外労働を行う業務の種類**が定められています（図3）。

図3 時間外労働の上限規制

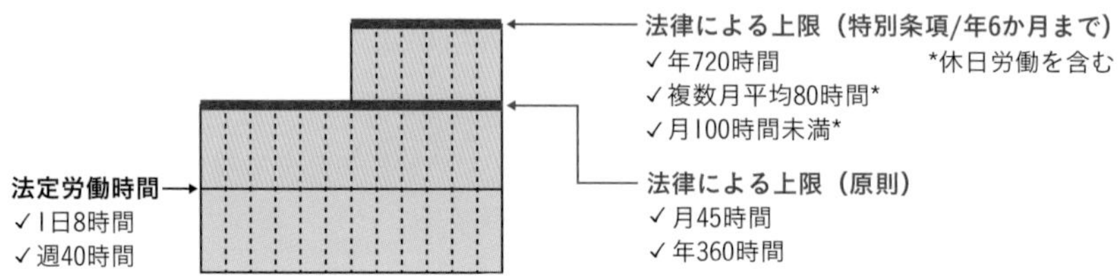

後輩指導は業務の一環なので「時間外労働」となる

ときどき「新人研修の一環で、病棟での指導は勤務時間外になることがよくあります。業務ではないので、超過勤務の扱いにはならないですよね？」と聞かれることがありますが、これは誤りです。新人研修の目的は「看護職員として業務を遂行するために必要な知識・技術などを習得すること」です。そのため、**病棟での指導も含めて業務の一環**とみなされます。

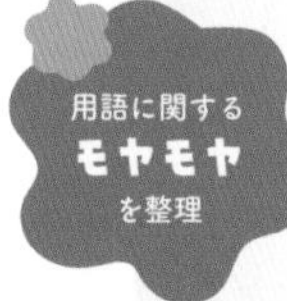

●勤務時間≒労働時間

→賃金の対象時間であるという面で、勤務時間は労働基本法の定める労働時間に対応しています。

●休憩時間＝賃金の発生しない時間

→継続労働による心身の疲労回復のため、労働時間の途中で与えられるのが休憩時間と定義されています。

●法定労働時間≠所定労働時間

→所定労働時間とは、事業所ごとに就業規則（規律や労働条件を定めたもの）で定められた労働時間のことです。所定労働時間と法定労働時間の差は「法定内残業」と呼ばれ、労働基準法の定める「時間外労働」とは別のものとして扱われます。

表2に当院における「時間外労働とみなされる主な業務」をまとめました。みなさんの所属組織のルールを確認してみてください。

表2 時間外の労務とみなされる主な項目(例)

業務の内容(例)	基本的な考え方
患者さんの治療など	本来業務と同様(病院からの指示によるもの)
治療などの記録	本来業務と同様(病院からの指示によるもの) →事前の記録確認・情報収集も、治療などにかかわるものは本来業務と同様
委員会・ワーキンググループ活動など	病院の運営上必要なものは「病院からの指示によるもの」
学会活動や論文活動等の資料作成	病院の事業運営の発展に寄与するものは「病院からの指示によるもの」 →上記以外の自主的なものは業務指示とみなさないため、自己研鑽(自己の付加価値向上)の扱いとなる
研修	病院の指示に基づくものは「病院からの指示によるもの」 →出席の強制がなく、自己研鑽に向けた自由参加のもので、欠席による人事評価・勤務上の扱いなどで不利益をこうむらなければ時間外労働にはならない
教育・指導など	育成カリキュラムなどで定めるもの(新人教育、レポートの作成・確認など)は「病院からの指示によるもの」 →自主的な勉強は業務指示とみなさないため、自己研鑽の扱いとなる

(吉川　聖)

参考文献
1)坂上和芳:働きやすい職場を作る医療現場の労務管理. 秀和システム, 東京, 2018.

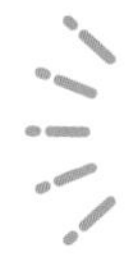

健康管理の基礎知識

看護師だからこそ重視したい

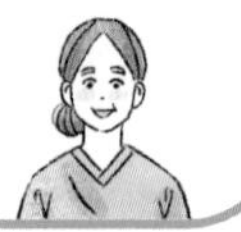

看護師は、医療に携わる職業ですから、患者さんに看護を提供する以前に、**自分の健康にも留意**しなければなりません。看護師の仕事は「健康被害をきたすリスクの高い職業である」と筆者は考えており、 これまでの看護師としてのキャリアのなかで、健康管理の重要性を痛感しています。

ここでは、健康管理の基本となる食事・運動・睡眠と、看護師だからこそのリスクについてまとめます。後輩指導をする際のチェックポイントとしても、先輩自身が健康で生き生きとキャリアを重ねるためにも、非常に大切な視点です。

食事：不規則な勤務だからこそバランスを意識したい

嗜好もあるとは思いますが、できるだけバランスのよい食事を摂ることを心がけましょう。

私たち医療者には栄養の知識もありますし、患者指導の一環として、食生活について説明する機会も多いです。患者さんの病歴や生活習慣から、偏った食事によって生じる健康への悪影響も、身近に実感しているでしょう。

看護師は、勤務が不規則なこともあり、どうしても毎日の食事に偏りが生じがちです。ときどきは自身の食生活を振り返り、**偏りすぎだと感じたら軌道修正**する機会をもつようにしてください。

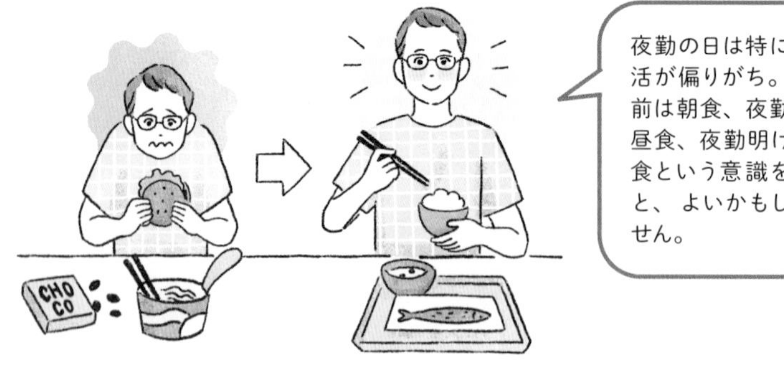
CHO
CO
夜勤の日は特に食生活が偏りがち。夜勤前は朝食、夜勤中は昼食、夜勤明けは夕食という意識をもつと、よいかもしれません。

運動：ハードな仕事だからこそ基礎体力を維持したい

看護師の仕事は、精神的にも肉体的にもハードです。そうはいっても「運動ができている」わけではありません。仕事上の運動量は、思ったほど多くないのです。

また、ハードであるがゆえに、運動をしたくてもクタクタでできない、運動より睡眠を優先にしたいと思う気持ちもあるでしょう。しかし、**仕事を乗り切るためにも身体を動かす習慣をもつ**ことが重要です。

運動習慣をもつことで、筋力が上がります。筋力が上がれば姿勢もよくなり、腰痛などの予防にもつながります。無理のない程度の習慣化をお勧めします。

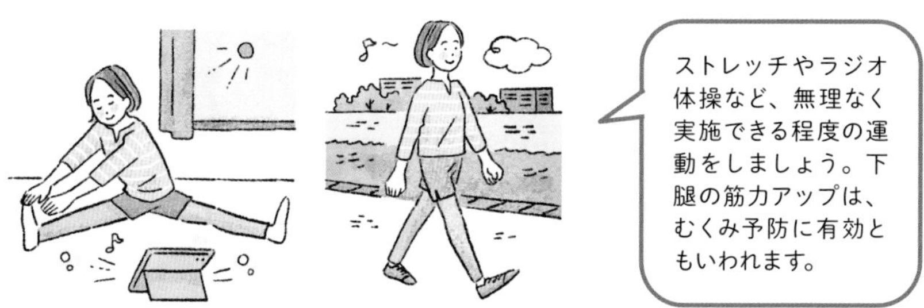
ストレッチやラジオ体操など、無理なく実施できる程度の運動をしましょう。下腿の筋力アップは、むくみ予防に有効ともいわれます。

睡眠：「睡眠時間を削って勉強」はなるべく避ける

交代勤務では特に、睡眠をうまくコントロールすることが難しいですよね。

勤務時間帯によっては、通常は活動期にある時間に眠らなくてはならないといった無理を強いられることもありますので、良質な睡眠をとることは困難といえます。

しかし、寝不足の状態では注意力が散漫になり、仕事で重大なミスを犯しかねませんので、睡眠をしっかりとって身体を休める必要があります。**看護師のミスは、患者さんの生命危機に直結**することがあるので、常に念頭においておく必要があります。

夜勤が始まる時期には、特に注意が必要

特に、**新人看護師が夜勤に入りだすころ**は、心身の疲れがピークに達していることが多いです。また、日常生活を営むための時間や、スキルアップのための勉強時間を確保するために、睡眠時間を減らしている可能性もあります。じっくり時間をかけた勉強が必要なこともありますが、それ以外はできるだけ定時に切り上げて睡眠の時間を確保できるように調整してあげてください。

質の良い睡眠のためには、眠りやすい環境を整えることが必要です（図1）。

図1 快適な睡眠のための対策(例)

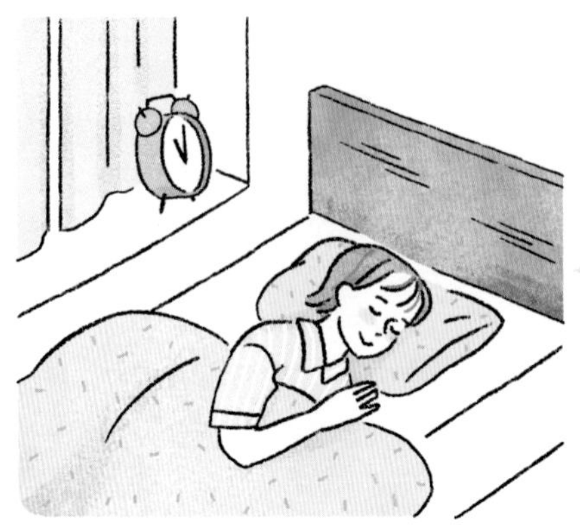

- 身体にあう枕を使う
- 枕カバーやシーツは清潔に
- 天気のよい日に布団を干したり、布団乾燥機を使用したりする
- 肌触りのよいパジャマを着る
- 快適な温度・湿度・照明、静けさを保つ
- 寝る前にスマートフォンを操作するのをやめる
- カフェイン摂取や過度な飲酒を避ける

その他に気をつけたいこと

感染防止対策：標準予防策を徹底する

病院には、さまざまな病気の患者さんがいます。感染症も多いので、患者さんが保有している**病原体から自分自身を守る**ことが重要です。感染防止対策に気を配ることは、医療者を介して起こる**交差感染から患者さんを守る**ためにも、医療者自身を守るためにも重要です。

スタンダードプリコーション（標準予防策）を徹底するとともに、針刺し事故などにも注意が必要です。

無理をしないで時には休む

体調を崩している状態で仕事をすることは、ミスにつながるだけでなく、患者さんに病気を感染させてしまうリスクもあるため、無理せず、時には仕事を休むことも必要です。

しかし“休むと職場に迷惑をかけることになるから…”と、体調が悪いことを言えずに働いてしまう人もいるでしょう。特に、新人看護師や若手看護師は言いづらいと思いますので、顔色が悪かったり、元気がなかったりしたら、先輩から積極的に声をかけるようにしましょう。

社会人として、自分の健康管理に気をつけなければならないのは当然です。しかし、どんなに**注意していても体調を崩すことはあります**。互いに思いやりをもって助け合える職場にしてください。

（吉川聖）

メンタルヘルスの基礎知識
ストレスサインを見逃さない

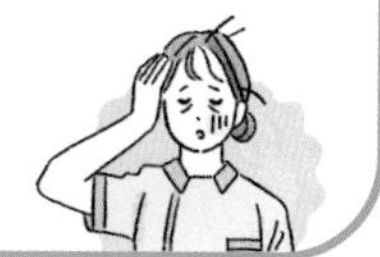

看護現場は、メンタルヘルス不調のリスク要因が多い

医療現場の労働環境は、危険に満ちています。24時間365日の対応が必要な医療現場では、夜勤体制や長時間労働といった労働環境の問題があります。また、毒性のある薬剤や医療ガスなどもあります。針刺し事故や飛沫・血液曝露などによる感染、放射線曝露などの問題もあります。

また、人の命にかかわる職業であるため、勤務中は**緊張の連続**です。患者さんの急変や看取りへの対応では、**喪失感・無力感を感じる**ことも多いでしょう。看護師同士だけでなく、医師や多職種、患者さんなどとの**人間関係で悩む**ことも多いと思います。医療界を取り巻く環境変化や医療の進歩に対し、常に自身の知識をアップデートしていくことも求められますし、とにかく看護師が働く現場では、心身ともに大きな負担が強いられます。

毎年、多くの新人看護師が胸に希望を抱いて新たな１歩を踏み出しますが、日本看護協会による『病院看護実態調査』では、毎年７～８％台の新人看護師が１年以内で退職している現状がある、とされています。

●**離職率**

看護師の離職率は、新型コロナウイルス感染症の影響によって、増加しています。看護協会による2022年の調査では、正規雇用の看護職員の離職率は11.6％（前年比1.0ポイント増）、新卒採用者の離職率は10.3％（前年比2.0ポイント増）だったとされています。

メンタルヘルスケアは４本柱で構成されている

メンタルヘルスケアは、図１ [→p212]に示す４つのケアが、継続的かつ計画的に行われることが重要とされています。

図1 メンタルヘルスケアの「4つの柱」

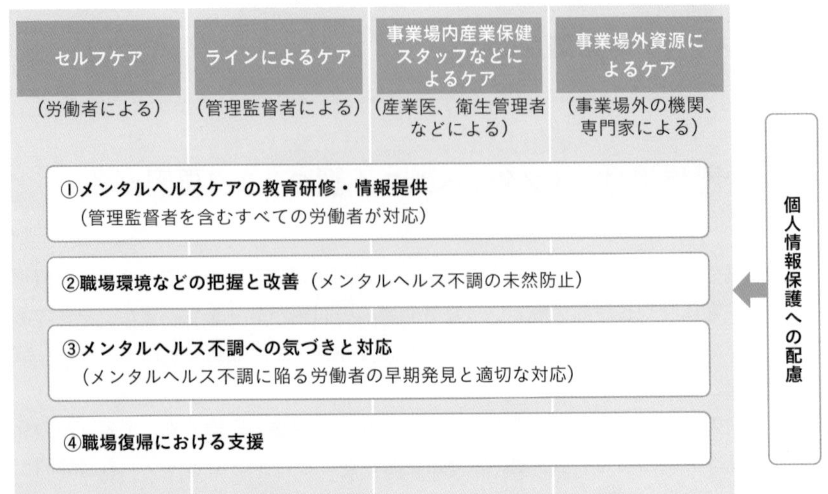

厚生労働省：職場における心の健康づくり〜労働者の心の健康の保持増進のための指針〜．https://www.mhlw.go.jp/content/000560416.pdf（2023.3.8アクセス）．より引用

後輩が「1人で悩まない」ように配慮する

ストレスは、**外部から刺激を受けたときに生じる緊張状態**のことです。外部からの刺激は、環境的要因、身体的要因、心理的要因、社会的要因の４種類に分類されます。つまり、日常のなかで起こるさまざまな変化が、ストレスの原因になるわけです。

ストレスの原因

- **環境的要因：天候や騒音など**
- **身体的要因：病気や睡眠不足など**
- **心理的要因：不安や悩みなど**
- **社会的要因：人間関係、仕事が忙しいなど**

ストレスを受けている状態では、**眠れない、おなかが痛くなる、怒りっぽくなるなどのストレスサイン**が出てきます。こうしたサインに気づかないままストレスを受け続けると、さらに調子を崩してしまいます。

まずは、自分のストレスサインを知り、ストレスサインが出ていないか、ときどき自分の状態を観察することが大切です。自分のストレスに気づくことで、休息を取る、気分転換をするなどのセルフケアを早めに実施できるようになります。

「1人で悩まない」よう話を聴く時間をつくる

困ったときやつらかったとき、“話を聞いてもらっただけで気持ちが楽になった”という経験をもつ方も多いでしょう。相談に乗ってもらえたという安心感から気持ちが落ち着くだけでなく、話すことを通じて解決策が見つかることもあります。

後輩の様子が「いつもと違うな…」と感じたら声をかけ、**ゆっくり話を聴く時間をとって**みてください（表1）。

表1 周囲が気づきやすい「メンタルヘルス不調のサイン」

- ●服装が乱れてきた
- ●感情の変化が激しくなった
- ●1人になりたがる
- ●ひとりごとが増えた
- ●遅刻や休みが増えた
- ●ミスや物忘れが多い
- ●急にやせた、太った
- ●表情が暗くなった
- ●不満やトラブルが増えた
- ●他人の視線を気にするようになった
- ●ぼんやりしていることが多い
- ●体に不自然な傷がある

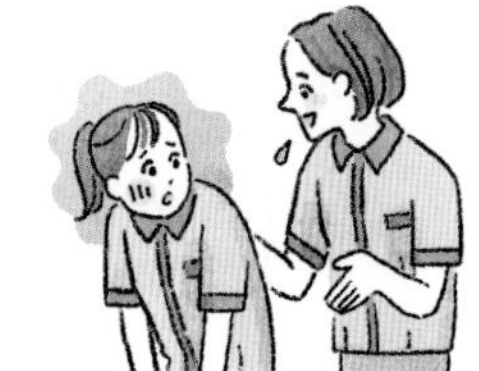

国立研究開発法人国立精神・神経医療研究センター 精神保健研究所：こころの情報サイト．https://kokoro.ncnp.go.jp/（2023.4.28アクセス）．より引用

アドバイスをするのではなく、相談者の思いを聞く姿勢でかかわります。こういうときのためにも、日ごろからコミュニケーションを深め、話しやすい環境をつくっておくことが大切です。

不調が続く場合は専門家に相談することを勧める

時間をとって話を聴いても心と身体の不調が続く場合や、気になる症状（眠れない、疲れが取れない、食欲がない、突然涙が出てくるなど）がみられる場合、早めに専門家に相談するのが理想です。

後輩がそのような状況に陥っていたら、心配していることを伝え、**主任や師長に相談するように勧めて**みましょう。もし、本人から相談するのが難しい場合には、本人の承諾を得たうえで、主任や師長や専門家につなぎましょう。

声かけ・会話の「NG事項」を念頭におく

メンタルヘルス不調を抱えていそうな後輩と会話するときは、**否定することなく、相手を受け入れるような言葉**を選ぶように心がけてください。「協力するから、みんなで考えていこう」「そんなに悩んでいたんだね」「遠慮なく声かけてね。いつでも話を聞くよ」などです。

表2に、NG例をまとめますので、参考にしてください。

表2 「やってはいけない声かけ」NG例

POINT 1 相手の言うことを頭から否定しない

「とにかく、あなたの考えは間違っている」
「そんな考えでは、やっていけない」など

POINT 2 相手の苦しみやつらさを気持ちや気分の問題としたり、他者との比較をしたりしない

「普通はそこまで気にしない。要は気の持ちようだ」
「他の人はこうしている」

POINT 3 相手の言うことを先回りしたり、話を途中でさえぎったりしない

「早い話が、君は○○と言おうとしているのでしょ？ それはもうわかっているよ」

POINT 4 無理な励ましをしない

「弱音を吐かず、頑張らないとだめだ」

POINT 5 無理に行動を促さない

「気分転換に、○○してみたらどう？」

過重労働の回避には、上司との相談が必要

長時間にわたる残業や深夜勤務、勤務後の課題など、**過度な負荷が続くと、健康被害やうつ症状が生じる**（業務による心理的負荷が引き金となる）ことがあります。逆に、メンタルヘルス不調が原因で業務遂行能力が低下し、長時間の残業になっている場合もあります。

後輩の仕事状況に目を配り、過重業務となっている場合には、負荷を軽減できるように、主任や師長に相談してみてください。

》プライバシーへの配慮はどんなときにも欠かさない

後輩からの相談に対応する際は、本人のプライバシーに十分配慮する必要があります。話を聞くときには**個室で、他の人に会話が聞こえないように**しましょう。食事をしながら話を聞く機会をもつのも否定はしませんが、重要な内容の話をする場として適切とはいえないので、気をつけてください。

なお、相談された内容を安易に他の人へ伝えてはいけません。主任や師長に報告が必要な内容の場合にも、原則本人の承諾を得るようにしてください。

（吉川　聖）

参考文献
1）産業医学振興財団 編：メンタルヘルス不調者の早期発見・早期対応の手引き．https://www.zsisz.or.jp/images/pdf/fh22_04.pdf（2023.3.8アクセス）．

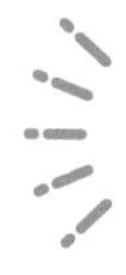

その他おさえておきたいこと
個人情報の保護・プライバシーへの配慮

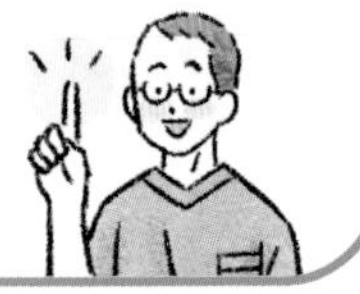

》看護師が扱う情報は「患者さんの個人情報」である

近年、インターネットが普及し、知りたい情報をすぐに調べられる便利な時代になりました。その反面、**個人情報の漏洩に関するトラブル**が増えています。

日本では、個人情報を適切に取り扱い、個人の権利を守るために、**個人情報保護法**（個人情報の保護に関する法律）が制定されています。看護職は、個人情報以外にも、プライバシーに関連した情報を得ることも多いため、**保健師助産師看護師法**においても、看護職が業務上知り得た人の秘密の保持について、罰則とともに定められています（図1）。

図1 個人情報は意外と身近なところにある

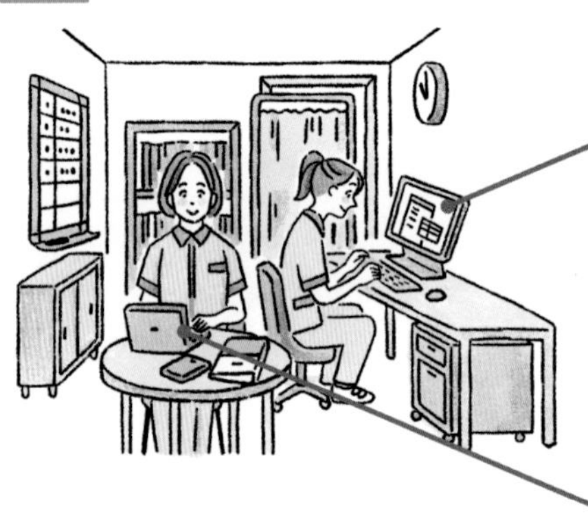

電子カルテの情報では…
- DNA情報、マイナンバー、保険者番号、住所
- 疾患や障害の有無
- 各種検査結果
- 保健指導、診療・調剤情報

など

その他にも…
- 情報収集時のメモ（氏名や部屋番号、病名や症状など）
- 勉強のためにとったカルテのコピー・写真
- 勤務先が特定できるような院内写真

など

》「このくらい大丈夫」という意識は捨てる

しかし、日常の場面での「なにげない言動」から、個人情報が漏洩してしまうこともあります。以下に、特に気をつけたい３つの状況を挙げますので、参考にしてください。

廊下やエレベーターでの会話は、けっこう聞かれている

廊下やエレベーターのなかで、同僚や多職種と有名人の入院について話をしたり、「Aさんが急変して大変だった」「Bさんが不穏で、他のことができなかった」など、なにげなく患者さんの個人情報やプライバシーに関することについて話していませんか？

同じエレベーターに別の患者さんが乗っていて、「自分のことも、そんなふうに話されているのではないか…」と不安にさせてしまうことも考えられます。十分な配慮が必要です。

「飲食店には耳がある」と心得たい

コロナ禍で頻度は減ったものの、勤務先近くの飲食店で、同期や先輩たちと会食する機会もあるでしょう。飲食店は不特定多数の人が出入りするので、特に注意が必要です。

入院中の患者さんについて話をしていたところ、お店の常連さんが、じつはその患者さんの友人だった…。などというケースもあります。患者さんが病名や入院していることを公にしていなかった場合には、大問題になってしまいます。

壁に耳あり障子に目あり。公の場で、患者さんの個人情報やプライバシーに関する話をするのは避けましょう。

「SNS」から秘密がばれる？

患者さんの個人情報をSNS（social networking service：ソーシャルネットワーキングサービス）にアップする看護師はいないと思います。しかし、保護すべき個人情報は、患者さんのものだけではありません。なにげなくアップしたSNSの投稿内容から、**同僚や自身の個人情報が漏れる**こともあります。写真に写っていた「名札」から名前や勤務先を特定されてしまった、そんなときに「今日は夜勤に行きたくないな」などとつぶやいた内容で勤務状況も特定され、待ち伏せされて危険な目にあった、などというケースもあります。

また、同僚と撮った写真を勝手にSNSにアップしたことで、人間関係に亀裂が入ってしまったケースもあります。

病院内の写真や情報をSNSにアップするのはやめましょう。友人だけのやり取りだと思っていても、情報は簡単に漏れ出ます。最近のスマートフォンで撮影した写真は、非常に解像度が高いため、“こんなに小さいから、きっと見えないだろう”と思われるような文字も、拡大して読み解くこともできてしまうのです。

（吉川　聖）

気をつけたい！ 後輩指導で「やってはいけない」こと

本書で取りあげた47の「先輩たちの悩み」をみると、根っこの部分で共通する注意事項があることに気づくと思います。

ここでは、特に注意したい「叱りかた」「かかわりかた」の２つについて、筆者がこれまで後輩指導・教育係への指導を行ってきた経験から「これだけは、やってはいけない」と考えている大事なポイントをまとめます。

後輩を「叱るとき」にやってはいけない5つのこと

「叱ること」の本来の目的は、相手の成長を願って意識と行動を改善してもらうことです。そのため、**叱ること自体は決して悪いことではありません。**本来の目的さえ見失わなければ、叱るという行為は、本人にとっても、職場にとっても、患者さんにとってもプラスとなる、有益なコミュニケーションの一種です。

しかし、叱る目的を見失うと、後輩の成長どころか、部署の雰囲気さえ悪くしてしまいますから、叱りかたには十分な注意が必要です。ここでは、おさえてほしい５つのポイントを示します。

これはよくない 大勢の前で叱る

みんなが仕事をしているところで叱るのは、原則としてNGです。

新人看護師に限らず、どんな人にも自尊心があります。そのため、みんなの前で叱られると、「申し訳ない」「今後気をつけよう」という思いよりも、「恥ずかしい」「つらい」という気持ちのほうが勝ってしまい、肝心の内容が頭に入ってきません。そのため、後輩を叱るときは、みんなの前ではなく、**1対1で話をする**ようにしましょう。

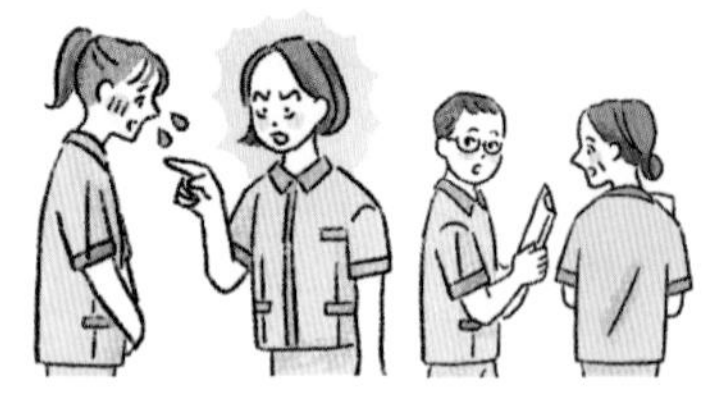

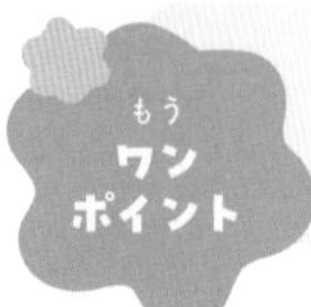

★みなさんも経験があると思いますが、新人看護師にとって、先輩から呼び出されること自体がドキドキする出来事です。言葉づかいや表情にも注意を払ってください。

これはよくない 自分の機嫌によって、叱る基準がぶれる

その日の自分の機嫌によって、叱ったり叱らなかったりするのはやめましょう。このような指導を受けた後輩は、常に先輩の顔色ばかりうかがうようになり、何を指摘されたのかわからなくなってしまいます。それだけでなく、信頼関係にも悪影響を及ぼします。

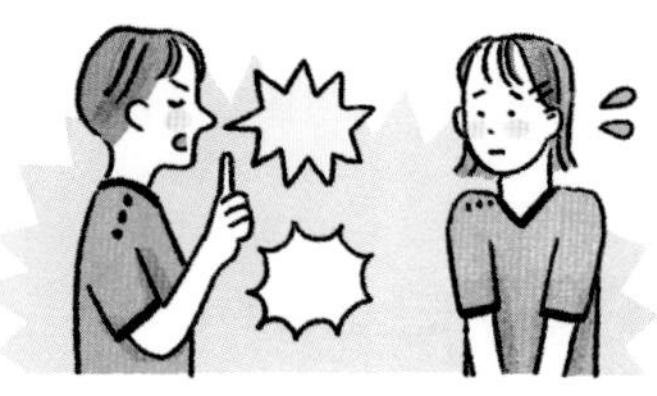

職場のルールをメンバー全員が共有できるよう、**注意すべき基準を作り、ぶれない指導**を心がけましょう。

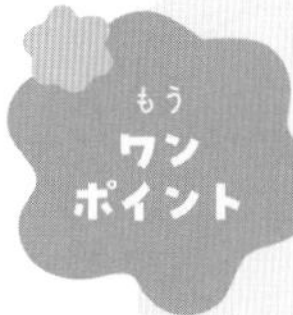

★先輩だって人間ですから、機嫌が悪い日も、疲れている日もあります。いつもニコニコ機嫌よく後輩に接するのは難しいかもしれませんが、機嫌の悪さを後輩にぶつけるような行動は避けましょう。

★先輩自身も、自分が不機嫌になっていないかどうか、自分の心と体の状態に気を配ってほしいと思います。

これはよくない 行動ではなく人格を否定する

例えば、後輩に「○○を調べてくるように」と宿題を出し、期日までにやってこなかった場合、「何で言ったことをやってこないの？怠けてるんじゃないの？」などと叱るのは、人格否定につながります。この場合、あくまで叱るのは「宿題をやってこなかったこと」で、「怠けている後輩」ではないのです。

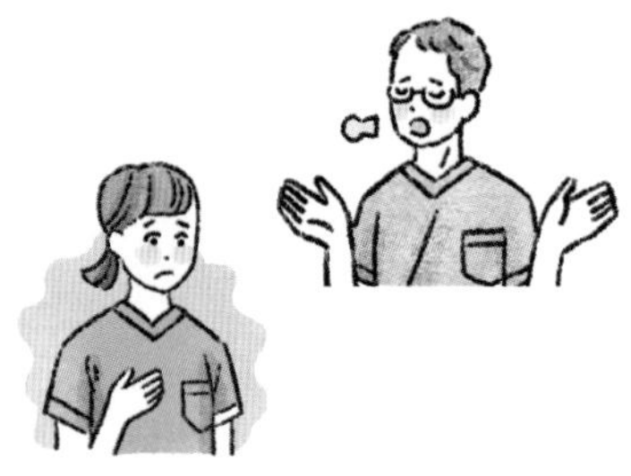

叱るときには、そのことによって、今後どのようなことが想定されるかを伝えます。例えば「○○を知らないと、患者さんの異常に気づけず、状態が悪化してしまうこともある。だから、ちゃんと調べてね」など、後輩が「自分がなぜ叱られているのか」理解できるようにしましょう。

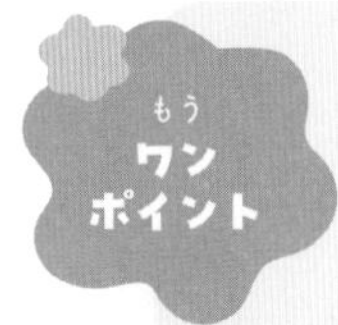

★強い口調で「なんで○○なの？」と問いかけると、後輩は「責められた」と感じてしまいます。
★叱るときには「そのときのよくなかった行動」にフォーカスしてください。「前から言おうと思っていたけれど、あのときも…」などと言ってしまうと、後輩のなかには「怒られた」という感情しか残らなくなってしまう可能性があります。

これはよくない 抽象的に叱る

後輩を叱るときには、ただ問題点を指摘するだけでなく、これからこうしてほしいという改善方法を伝えることが必要です。問題点を指摘するだけでは、後輩が「怒られた…」と落ち込むだけです。

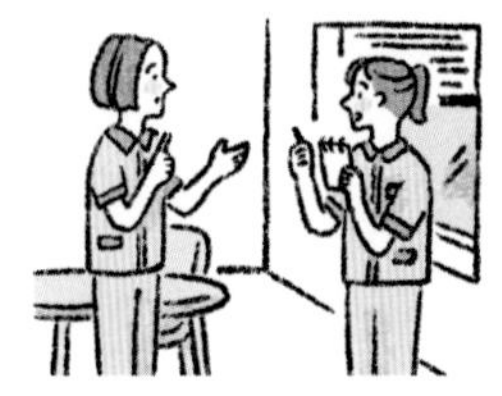

改善方法を伝える際には、「ちゃんと」「早く」など、抽象的な言葉ではなく、**具体的にどうするのかを伝える**ことが重要です。

起こした問題の原因となったことを改善できるよう、具体的な説明を加えるようにしましょう。

★いわゆるZ世代（1995年以降に生まれた世代）の後輩は、「挑戦したい」という気持ちもあるものの、それよりも「失敗したくない」という気持ちが強いといわれています。
★何らかのミスを叱る際には、「次に失敗しないため」の具体的な方策を一緒に考える姿勢が必要です。

後輩と「かかわるとき」にやってはいけない3つのこと

後輩指導は、コミュニケーションの一環でもあります。つまり、一方的に「教えてあげる」というスタイルではなく、双方向のやりとりが必要になる、ということです。

後輩指導の方法に絶対的なマニュアルはなく、時間も労力もかかって大変だと思うかもしれません。しかし、後輩とかかわるなかで、先輩自身の知識や経験も、知らぬ間にブラッシュアップされていくといったメリットもあることを忘れないでほしいと思います。

ここでは「これだけはやらないで！」という３つのポイントを示します。

これはよくない 過剰にかかわる

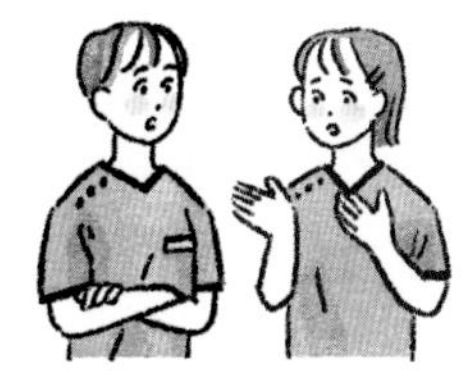

後輩が心配で、いろいろ気になってしまう先輩の気持ちはわかります。

しかし、あまりにも何でもかんでも口出しすると、思考を停止させ、**自分で考えることしなくなってしまい**、後輩の成長が妨げられてしまうこともあります。心配しすぎるのもほどほどにしましょう。

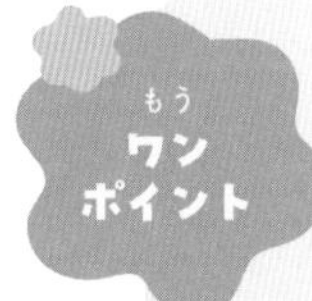

★後輩と信頼関係を築くのは大切ですが、友だちのように「なぁなぁの関係」になってしまうのは、あまりよくありません。
★後輩は「先輩はやさしくて、なんでも教えてくれる」と感じるかもしれません。しかし、後輩自身が成長できなくなってしまうのでは、指導とはいえません。

これはよくない 相手の考えを聞かない、すぐに否定する

臨床に出たばかりの新人看護師であっても、頭ごなしに「それはダメ」と言われたら、嫌な気分になります。もしかしたらみなさんも、新人時代にそのような経験をしたかもしれません。

例えば、後輩が「自分と違うやり方」でケアや処置を行っていた場合、「私のやりかたのほうが、効率がいいのに…！」と思うかもしれません。でも、何も話を聞かずに先輩のやり方だけを押しつけるのは、よくありません。

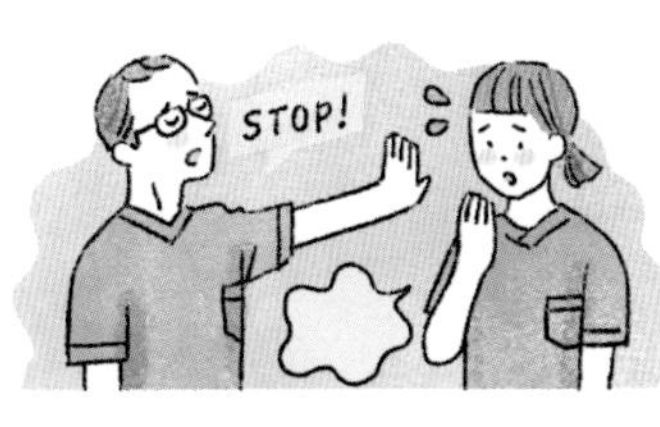

後輩には後輩なりの考えがあって、その方法を選んでいる場合があるので、まずは、なぜそのような方法で行っているのか、聞いてみてください。先輩には思いつかなかったような視点を持っている場合も多く、後輩から学ぶこともいろいろあると思います。

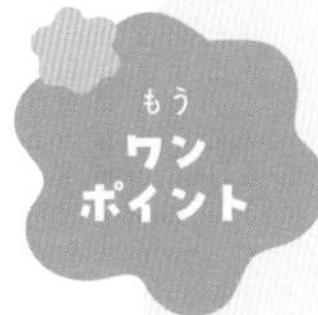

★後輩の考え方を聞いて「自分のあやふやな知識・技術について再確認できた」と感じる先輩も少なくありません。あやふやだったところは一緒に調べてみよう、と声をかけるのも、よいでしょう。
★新人看護師が「別の先輩がこの処置をしていたとき、○○を省いていた。そのほうが時間短縮できて効率がよいと思った」などと言うかもしれません。その際には、その方法が誤りではないか、患者さんを危険にさらすようなことがないのか、一緒に確認してみてください。

これはよくない 他の人と比べる

後輩指導をする際に、「他の同期などと比べて、できていない」と指摘するのはやめましょう。後輩の自尊心を傷つけてしまうだけでなく、自己否定された気持ちにすらなってしまいます。

人によって成長のスピードは違います。それぞれの個性を生かして伸ばす指導を考えてみましょう。他者と比較するのではなく、**その人個人の成果を客観的に評価する**ことが大切です。

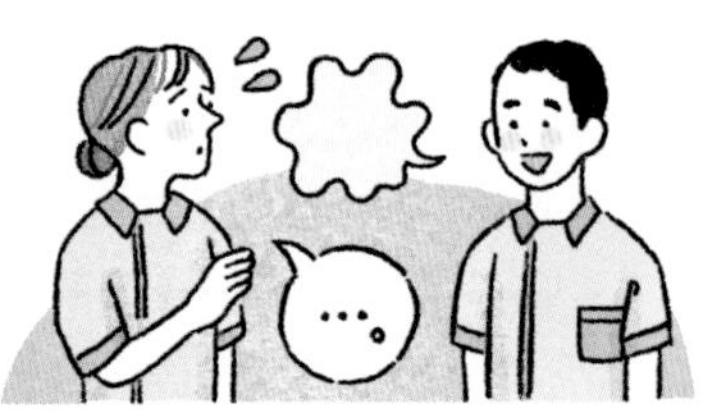

ワンポイント

★後輩の個性を把握するためには、後輩の様子を観察し、コミュニケーションを重ねていくしかありません。困ったときは、主任や師長に相談し、アドバイスをもらうとよいでしょう。
★後輩自身がいちばん「同期のなかでの自分」を意識していることを忘れずにいたいですね。

（吉川　聖）

和文

あ

アーティキュレーション …… 132
あいさつ …… 9,21
相手の思い …… 128,197
アイデンティティの危機 …… 45
Ｉメッセージ …… 31,192
アウトプット …… 57,113
アサーティブ …… 30,81,166,182,197
アセスメント …… 75,142
――――の選択肢 …… 136
――――力 …… 114
焦り …… 84,150,159,177
アドバイス …… 59,162
新たな教訓 …… 113
アンガーマネジメント …… 119
アンコンシャス・バイアス …… 103
安心して話せる環境 …… 169
安全管理 …… 204
安全の欲求 …… 115,131
アンドラゴジー …… 100,105

い

怒り・イライラ …… 119
一時的なゴール …… 33
意図的なコミュニケーション …… 54
居場所の獲得 …… 45
意欲 …… 74,99,111,150
医療安全 …… 158
イレギュラーなこと …… 51
インシデント …… 156
――――分析 …… 168

う

運動 …… 209
――技能 …… 177

え

エクスプロレーション …… 132
エビングハウスの忘却曲線 …… 57
遠慮 …… 15,123,147

お

応用の壁 …… 113
教える …… 2
落ち込み …… 123
おびえ …… 123
思いの共有 …… 153
思いの齟齬 …… 87
オン/オフの切替 …… 43

か

解釈の押しつけ …… 103
概念化 …… 68
概念の共有 …… 102
顔色や表情 …… 115
学習サイクル …… 67,111
学習支援 …… 25
学習ニード …… 26
学習の意欲 …… 100,131
学習のペース …… 27
学習のレディネス …… 100
可視化 …… 65
過剰な気づかい …… 30
風通しのよい関係性 …… 6
価値観の決めつけ …… 103
過程 …… 158
考える過程 …… 131
環境調整 …… 43
関係性の乖離・歪み …… 191
看護観 …… 33,127,151
看護技術を支える要素 …… 20
観察 …… 38
感謝 …… 38
患者さんからの評価 …… 140
感情的な伝え方 …… 51,79,157
感情的な反応 …… 174
感情の表現 …… 162
感染防止対策 …… 210
完璧すぎる先輩 …… 6
管理的側面 …… 20

き

記憶の定着 …… 57
技術取得過程 …… 146
技術的側面 …… 20

期待×価値理論……99
きつい口調……81
気づかせる指導……88
気づき……88,162
技能習得のステップ……177
厳しい指導……79
気分転換……212
基本的なルールやマナー……21
気持ちの表在化……155
キャパシティ……27,85
急性ストレス反応……133
休息を取る……212
急変……51
教育計画……111
教育ニード……26
教訓の壁……112
業務効率……82
業務の「見える化」……92
業務量の調整……196,199
協力体制の構築……186
緊急時の報告……96
緊急性と重要性の判断……146
緊急度の判断……95,147
緊張感……139,170
勤務態度……18

く

具体的経験……68
具体的な行動の指示……147
口調や態度……49
クレーム……51,164

け

経験……139,178
——学習……63
——の機会……65
——の言語化……162
傾聴……38,126
「結果がすべて」だという思い込み……69
元気がない……52
謙虚な気持ち……186
健康管理……208
言語化……140,149
言語的コミュニケーション……5
現状維持メッセージ……88

こ

行為承認……193
公私混同……21
肯定的フィードバック……41
口頭での助言……17
高度な判断能力……145
後輩の思い……3
声かけ……49,151
——のタイミング……54
——しやすい環境づくり……92
コーチング……34,132
ゴールデンサークル理論……120
個々の性格……177
心の内の吐露……154
個人情報の保護……216
答えやすい声かけ……53
コミュニケーション……5,45,88,102,133
————技法……166
————能力……29
————のタイプ……30
————の量と質……43
孤立……46
「怖い」……130,157
個を大切にする……149
根拠の大切さ……119
困難場面で陥りやすいものの見方……64
混乱……123

さ

罪悪感……196
先の見とおし……42
雑談……44
サポーティブな雰囲気……49
残務表……92

し

叱る……39
時間外労働……205
時期によるかかわり方の変化……132
思考を促すような問いかけ……7
自己開示……75
自己学習……27
自己肯定感……192
自己呈示……75
自己否定……7

自己評価……64
自己理解……19
自信……130,149
——喪失……113
姿勢や態度……19
自責の念……170
事前準備……143
事前情報……170
実践計画……68
実践の機会……7
失敗……66,122,160
——経験……75,113,161
——談……39,76
——の原因……112
質問……17,105,119
——の内容・場面……7
指導目標……188
自分の考える看護……127
自分らしさ……150
自分を認める……190
社会人基礎力……29,186
社会人経験者……29
社会的欲求……116
シャドーイング……14,85,132
集合研修……85
習得技能のレベル……178
情意領域……50
消極的な態度……79
承認……38,51,126,192,196
——欲求……116
情報共有……65,90,135,199
情報交換……153
情報収集……61
———の時間……141
———のタイミング……143
将来の学びのヒント……131
食事……208
所属と愛情の欲求……116
自立度の判断……139
新人看護師の「やめたい気持ち」……46
新人看護師の成長過程……109
新人看護師の成長段階……72
心身の状態……53
信頼関係……81,100,119,182,191
———の構築……6,17,75
心理的安全性……4,39,54,169,174,200

す

睡眠……209
スキャフォルディング……132
ステップアップ……62,74
ストレス……49
———サイン……212
スモールステップ……108,115

せ

成果承認……193
成功体験……85,149,161
精神運動領域……50
成人学習……100
———理論……25,100,108
精神的支援……158
成長段階……72
成長のスピード……149
成長の伸びしろ……165
生理的欲求……115
責任感……136,196
積極的になれない理由……67
セルフコンパッション……154
先輩の経験談……35,45,75,113
先輩の思い……3

そ

相談……86,147
——のタイミング……158
存在承認……193

た

第三者がかかわるメリット……174
対話……163
——できる環境……165
——による意味づけ……17
多職種との関係……21
助けを求めやすい雰囲気……54
多様な視点……136,174
短期目標……33

ち

チームの一員……116
知識の整理……58

知的技能……177
超過勤務……205
長期目標……33
長時間労働……204

■つ
次の実践計画……68
伝える……2,38
つらさの言語化……54

■て
定期的な声かけ……54
適応……50
適正な受け持ち人数……83
適切な目標設定……196

■と
問いかけ……105,126
年上の後輩……28

■な
泣いてしまった理由……50
悩みを聞く……197
なりたい看護師像……32

■に
苦手意識……72
人間関係……200
———の悩み……3,116
認知領域……50

■ね
ネガティブ思考……77
ネガティブな経験……158
ねぎらい……95,171

■の
能力の決めつけ……103

■は
バーンアウト……42,133
話しやすい雰囲気……125
話を聞かない……22

■ひ
悲観的……113,160
非言語的コミュニケーション……5
否定的フィードバック……41
ヒヤリハット……37
病休……189,198
疲労……159

■ふ
ファーディング……132
不安……64,87,116,173
フィードバック……59,81,182
複雑な思い……140
部署異動……200
部署の雰囲気……51
部署内での評価……140
ふだんの行動……116
プライバシーへの配慮……215
振り返り……58,123,147,157,160
———の壁……112
ブルームのタキソノミー……49
プロフェッショナル教育……123

■へ
変化メッセージ……88
勉強……100
——時間……111
——する姿勢……106
——の目的……112

■ほ
報告……89,94
——基準の明確化……95
——しやすい環境……91
——のタイミング……90
法定労働時間……205
報・連・相……21
ほめ方……40

■ま
マナー……21

■み
ミス……37
見て学ぶ……15

認める言葉 …… 157
見守り …… 139

め

メモのとり方 …… 60
メラビアンの法則 …… 5
メンタルヘルス …… 47,194,211
　――――不調 …… 21,55,189,198

も

目的の明確化 …… 16
目標管理 …… 33
目標の共有 …… 35
モチベーション …… 63,81,99
モデリング …… 132

や

夜勤が始まる時期 …… 209
役割責任 …… 154
役割の明確化 …… 46
やる気 …… 7

ゆ

優先順位のつけ方 …… 144

よ

抑うつ …… 133
欲求５段階説 …… 131,159

り

リーダーシップ …… 120
理解度の確認 …… 105,118
離職 …… 46,133
理想の押しつけ …… 103
リフレクション …… 132,162
リフレクティブサイクル …… 124
臨床実践能力 …… 19
臨床判断モデル …… 116

ろ

労働時間 …… 204
労務管理 …… 204

わ

ワーク・エンゲイジメント …… 41

欧文・その他

DESC法 …… 166
GROWモデル …… 34
ISBARC …… 96
NEWS …… 95
OJT …… 63
SEA法 …… 123
36協定 …… 206
１日のスケジュール …… 143
２年目看護師 …… 113
5W1H …… 96,102

先輩ナースが後輩指導で「悩みがちなこと」47

2023年５月29日　第１版第１刷発行

編　著　NTT 東日本関東病院 看護部
発行者　有賀　洋文
発行所　株式会社 照林社
〒112 - 0002
東京都文京区小石川２丁目３- 23
電　話　03 - 3815 - 4921（編集）
03 - 5689 - 7377（営業）
https://www.shorinsha.co.jp/
印刷所　共同印刷株式会社

ISBN978-4-7965-2588-6